U0235109

《治疗指南》 丛书译委会成员

Therapeutic Guidelines: **Neurology**

治疗指南：**神经病分册**

（原著第4版）

（澳大利亚）治疗指南有限公司　组织编写
Therapeutic Guidelines Limited

张星虎　赵志刚　杨　莉　等译

化学工业出版社

·北京·

Therapeutic Guidelines：Neurology，Version 4/by Therapeutic Guidelines Limited

ISBN 978-0-9808253-0-5

北京市版权局著作权合同登记号：01-2015-7952

图书在版编目（CIP）数据

治疗指南. 神经病分册/澳大利亚治疗指南有限公司组织编写；张星虎等译. —2 版. —北京：化学工业出版社，2018.1

书名原文：Therapeutic Guidelines：Neurology

ISBN 978-7-122-31047-7

Ⅰ.①治…　Ⅱ.①澳…②张…　Ⅲ.①常见病-治疗②神经系统疾病-治疗　Ⅳ.①R45

中国版本图书馆 CIP 数据核字（2017）第 288735 号

责任编辑：邱飞婵　杨燕玲　王金生　梁静丽　张文虎
文字编辑：何　芳　　　　　装帧设计：关　飞
责任校对：王　静

出版发行：化学工业出版社
　　　　　（北京市东城区青年湖南街 13 号　邮政编码 100011）
印　　刷：北京京华铭诚工贸有限公司
装　　订：三河市骏发装订厂
787mm×1092mm　1/32　印张 9¼　字数 191 千字
2018 年 6 月北京第 2 版第 1 次印刷

购书咨询：010-64518888（传真：010-64519686）
售后服务：010-64518899
网　　址：http://www.cip.com.cn
凡购买本书，如有缺损质量问题，本社销售中心负责调换。

定　　价：42.00 元

《神经病分册》 翻译人员

张星虎　赵志刚　杨　莉　赵　琳　刘永红

周安娜　弓晓青　丛衡日　宋　田　徐望舒

魏玉桢　王乔宇　冯　硕　张　滨　孙大鹏

杜亚明

译者的话

合理用药是临床工作的永恒主题。推进合理用药除需要理论共识和法规引导外，还要有技术的支持。虽然临床医学和药学有很多可参考的资料，但在具体的临床诊疗实践、医疗质量管理、成本效益分析及医疗保险管理等工作中，各种治疗指南/用药指南有其独特作用，所以世界各国对此均很重视。国家卫生计生委专门公布了抗菌药物临床应用指导原则，其他由学会或卫生行政等部门发表的各种指南也日益增多。

在治疗指南领域，澳大利亚的《治疗指南》系列有重要影响。该指南已有近40年的历史，覆盖抗生素、心血管、消化、呼吸、内分泌、神经内科和皮肤病等10多个学科（指南中涉及与之相关的内容均以分册书名表示）。《治疗指南》丛书由澳大利亚治疗指南有限公司（Therapeutic Guidelines Limited，TGL）组织编写发行。该公司是非营利的，独立于政府和官方机构，并不接受制药企业的任何赞助和广告，以避免影响其独立性和公正性。该公司多年来已形成完整的编写体系，如选题策划、编写组建立、编写规范、专家审核、信息反馈与修订完善等。由于其公正科学、学科覆盖广、连续性好（《抗生素分册》已发行15版）、更新较快等特点，对澳大利亚的合理用药起到重要推动作用。其中，《抗生素分册》（第10版）中译本于2000年在中国出版。2006年，化学工业出版社引进并出版了丛书的全部10个分册，得到国内临床界好评。为全面了解国外经验，我们将TGL最新版本的治疗指南翻译成《治疗指南》丛书（共14个分册）出版。

治疗指南的目的是为医生提供可信度高的及公正的信息，指南并不要求医生该做或不能做什么，只是为医生提供一套可选择的基本治疗方案。在临床处理复杂情况时，本指南仅供参考。同时，任何治疗指南都有很强的地域性，如抗生素使用与耐药情况、剂量和用法、药品价格、药品质量以至药品管理法规都可能有很大差异，因此本丛书的指导原则和具体用法仅供参考，临床工作中必须结合我国和本地区具体情况恰当应用。

感谢澳大利亚治疗指南有限公司对中译本顺利出版的大力支持与合作。对参与本丛书翻译、审校、出版和发行的所有专家和朋友致以诚挚的感谢。

李大魁

2017 年 8 月

第 4 版《神经病分册》大部分以前几版的结构为基础，一点不同就是"卒中及短暂性脑缺血发作"分成了一级预防和管理两个主题。由此，本版对该部分进行了较大幅度的改动。

按照专家组的惯例，全部章节都被审阅和更新。"癫痫和惊厥"章节有了更多关于癫痫的初始管理和选择抗癫痫药时需考虑的因素的内容，并且提出了一些选药和撤药的实用性建议。一些新型抗癫痫药作为部分性和继发全面性发作的二线治疗药物。附录中的抗癫痫药的血浆药物浓度监测表明治疗的临床反应是检验的中流砥柱，而不是仅仅到达血浆药物浓度的参考范围。

偏头痛一章更新并强调了早期治疗的益处，增加了妇女和儿童管理的新内容。

早期和晚期帕金森病的治疗也有大幅度的改良。人们更重视非运动并发症，因为它们现在被认为是造成残疾的主要原因。

其他一些有价值的内容包括：多发性硬化管理法则、治疗及其症状的更新；强力推荐泼尼松（龙）对急性面神经麻痹的治疗；帮助神经性疼痛诊断的改进算法和关于良性阵发性位置性眩晕诊断的诱发试验。

一如既往，项目启动需要有力推动，编辑 Susan Daskalakis 就发挥着这种推动作用。在此过程中我们的编辑 Susan Daskalakis 很快掌握了如何协助并同专家组成员一起保证本版修订能够及时、专业的完成。作为总编辑，Jenny Johnstone 也提供了宝贵的建议。

最重要的是，我们要感谢所有为此做出贡献的专家组成员以饱满的精神状态积极地修订。对于患有精神疾病的患者而言，他们在此领域的贡献是鼓舞人心的。最后，我很荣幸能够主持本次工作。

Robert Moulds
《神经病分册》第 4 版专家组，主席
2011 年 6 月

治疗指南有限公司资源

完整电子版治疗指南（*eTG complete*）

完整电子版治疗指南（*eTG complete*）是治疗指南有限公司的核心产品，专为使用计算机或移动设备的人群设计。通过在线网络、CD 或者下载获得的 *eTG complete* 包括治疗指南有限公司出版的所有指南的最新版本、相关文献、其他独立信息的链接以及可供下载的 PDF 格式的精选内容。

迷你版治疗指南（*miniTG*）

迷你版治疗指南（*miniTG*）是 *eTG complete* 的离线版本，可在移动设备上使用。

纸质版治疗指南

治疗指南：疼痛分册

治疗指南：抗生素分册

治疗指南：心血管病分册

治疗指南：皮肤病分册

治疗指南：内分泌分册

治疗指南：胃肠病分册

治疗指南：神经病分册

治疗指南：口腔疾病分册

治疗指南：姑息治疗分册

治疗指南：精神病分册

治疗指南：呼吸病分册

治疗指南：风湿病学分册

治疗指南：毒理学与野外急救分册

治疗指南：溃疡与创面管理分册

管理指南：发育障碍分册

专家组成员

Professor Robert Moulds (chairman)
Medical Advisor, Therapeutic Guidelines Limited, Melbourne, Victoria

Dr Philip Aplin
Consultant Emergency Physician, Flinders Medical Centre, Adelaide, South Australia

Ms Susan Daskalakis
Editor, Therapeutic Guidelines Limited, Melbourne, Victoria

Dr Lyndall Dennis
General Practitioner, Melbourne, Victoria

Associate Professor Peter Hand
Stroke Unit, The Royal Melbourne Hospital
Department of Medicine, The University of Melbourne, Melbourne, Victoria

Professor Rob Helme
Consultant Neurologist, Epworth Hospital
Department of Medicine, The Royal Melbourne Hospital, The University of Melbourne, Melbourne, Victoria

Dr John Heywood
Consultant Neurologist, St Vincent's Hospital, Melbourne, Victoria

Ms Karen Honson
Neurosciences Pharmacist, The Royal Melbourne Hospital, Melbourne, Victoria

Associate Professor Peter Procopis
Paediatric Neurologist, The Children's Hospital at Westmead
Discipline of Paediatrics and Child Health, Sydney Medical School, The University of Sydney, Sydney, New South Wales

Mr David Ramsay
Stroke Liaison Manager, Monash Medical Centre, Clayton, Victoria

Professor Dominic Rowe
Australian School of Advanced Medicine, Macquarie University, Sydney, New South Wales

Dr Les Sedal
Consultant Neurologist, St Vincent's Hospital, Melbourne, Victoria

Associate Professor Ernest Somerville
Institute of Neurological Sciences, Prince of Wales Hospital,
Randwick, New South Wales

Professor Dominic Thyagarajan
Professor of Neurosciences, Monash Medical Centre, Clayton,
Victoria

Dr John Waterston
Consultant Neurologist, Alfred Hospital
Department of Medicine, Monash University, Melbourne, Victoria

专家组成员遵守治疗指南有限公司关于利益冲突的政策。更多信息，见网站 www.tg.org.au/conflict of interest。

致 谢

以下人士在下列部分对本指南做出了贡献：

➤ 神经科常用药物简介

Ms Cheng Choo
Drug Information Pharmacist, The Royal Melbourne Hospital,
Melbourne, Victoria

➤多发性硬化

Ms Anita Clarke
Consultant Urologist, St Vincent's Hospital, Melbourne, Victoria

Professor Malcolm Horne
Deputy Director, Florey Neuroscience Institutes, The University of
Melbourne
Consultant Neurologist, St Vincent's Hospital, Melbourne, Victoria

Dr Elizabeth McDonald
Medical Director, MS Australia – ACT/NSW/VIC

Dr Michael Whishaw
Consultant Geriatrician and Continence Physician, The Royal
Melbourne Hospital, Melbourne, Victoria

➤ 妊娠和哺乳

Emeritus Professor Ken Ilett
Pharmacology and Anaesthesiology Unit, School of Medicine and
Pharmacology, The University of Western Australia, Crawley,
Western Australia

Ms Judith Kristensen
Senior Pharmacist, Women and Newborn Health Service, Perth,
Western Australia

➤前版指南

早先版本的指南是本版修订的基础。专家组感谢致力于
早先版本工作的同事：

Professor D Birkett（第 2 版）

Professor F Bochner（第 1 版）

Associate Professor R Burns（第 1、2 版）

Miss C Corallo（第 1 版）

Professor S Davis（第 2 版）

Professor GA Donnan（第 1 版）

Professor M Eadie（第 1、2 版）

Dr A Glover（第 1 版）

Mrs M Hemming（第 1 版）

Ms B Khariwala（第 2 版）

Associate Professor C Kilpatrick（第 2 版）

Dr P Kubler（第 3 版）

Dr C Levi（第 3 版）

Mr P Murney（第 3 版）

Ms C Norquay（第 3 版）

Associate Professor T O'Brien（第 3 版）

Professor Gillian Shenfield（第 1 版）

Dr S Taylor（第 2 版）

Professor JWG Tiller（第 2、3 版）

Ms L Wallace（第 2、3 版）

专家组感谢治疗指南评估网络上超过 200 名用户提供的关于临床实践中指南应用的宝贵反馈，同时也非常感谢那些直接或通过书的末尾"提供意见页"向我们得供反馈的人们。

认可机构

澳大利亚神经病学护士协会（ANNA）
研究生医学教育委员会联盟
国家处方服务有限公司
澳大利亚皇家护理学院（RCNA）
澳大利亚医院药师协会（SHPA）

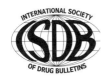

关于治疗指南有限公司

指南关键信息

给药方案

本文中的给药方案适用于非妊娠成人的平均剂量，除非另有指定。某些患者适合更高或更低的剂量。

列出的替代药物方案，方案旁边的数字表示药物使用的优先顺序（**1** 为一线用药，**2** 为二线用药，以此类推）。被同一数字标注的药物，其选择的优先顺序是一致的，一般是按字母顺序排列的。

声明

这些指南为患者管理提供了一个可接受的基础，但可能有某些临床原因需要对个体患者或特殊情况采用不同的治疗。临床实践的复杂性要求在所有病例中，医务工作者应了解患者个体临床情况，在指南基础上运用职业经验独立判断并进行治疗。特别是复杂病例，这些指南不能提供适当建议。

这些指南不包括药物的全部信息，有些重要信息也可能未纳入；推荐药物的禁忌证和注意事项未纳入。处方医生使用指南应了解这些情况。

独立性

自第一版抗生素指南于 1978 年出版，治疗指南系列均是独立编写、出版。

治疗指南有限公司（TGL）是一个非营利独立组织，负责治疗指南的编写和出版。它的资金完全来自于指南的销售和订阅。

治疗指南的独立性通过以下方面得到保证：

- TGL 独立于政府和认证机构；
- TGL 完全独立于任何形式的商业赞助，包括制药企业；

- 指南无广告；
- TGL 有严格的政策应对 TGL 董事和专家组成员的利益冲突。

这些原则与国际药品公告协会的要求是一致的，TGL是国际药品公告协会的成员。

过程

本指南是由经验丰富的临床医生专家组编写，代表着独立的专家共识精髓和释疑，参考了出版时最有效的证据和意见。

支持证据可在电子版治疗指南获得。

如何编著治疗指南

TGL 的目的是为忙碌的健康从业者提供明确、实用、权威、简洁的治疗信息以及特殊情况时的患者管理。

指南全面涵盖了所有临床实践中的常见病种。信息是独立的、无偏见的，是目前相关证据和意见的精髓。指南根据诊断病种安排章节。每部分都给出了充分的相关信息来满足读者需求，提出了简洁和明确的治疗建议。这些指南主要不是为了指导，而是为了协助处方者能借助指南让患者得到最佳治疗。

每部分的内容由专家组每 3～4 年修订一次。反复修订是基于对反馈信息的响应和指南应用的证据变化。

指南发展的这一基本准则源于 1978 年的第一部指南的编著，多年来方法在不断改进与完善。

主题选择

在什么领域制定指南是由 TGL 理事会决定的。对于是否创建某个新领域的指南，决定因素源自下述一个或多个原因：

- 全科医师或专科医师，和（或）对此有兴趣或参与该领域指南制定的其他团体提出需求；

- 对某一领域发现可能出现的问题，该问题由从业者提出或药物使用数据的证据支持；
- 有明确问题（如健康负担的大小、成本、实践变化、已有证据），通过建立和颁布指南获得最佳解决方案。

更新当前主题的决定是基于临床医生的反馈、支持证据的改变、实践的转变、药物使用或细菌耐药模式的变迁，以及与某一领域相关的其他问题有待解决。

专家组

每个专家组由大约 12 人组成，包括主席，一名编辑，相关专业的医学专家，一名全科医生，一名药剂师和一名护士。根据主题问题，该小组还可能包括其他领域（如物理疗法和营养学）的专家。专家组成员由 TGL 董事会任命。专家选择时应考虑的因素包括：

- 相关专业知识；
- 学术能力；
- 专业机构的支持和推荐；
- 合作能力；
- 愿意挑战传统思维；
- 代表全国的意见；
- 来自不同地理区域的代表。

管理

主席在稿件的筹备中起着举足轻重的作用，主席的责任是根据既定的进程协调项目进展。

编辑、TGL 的雇员、主席和专家组的联络员应制订时间表，确保有效地、按计划、在设定的预算之内完成稿件。

编辑准备会议所需的所有文件，包括备忘录，对上一版指南的反馈（如果适用），以及关于指南内容、章节草稿和其他相关背景信息的信函。

编辑整理每次会议的详细备忘录，包括推荐意见，尤其是那些新的、有争议的，会议结束后将备忘录发给所有成员确认。

启动会

在每个专家组的启动会上，需向所有成员提供必要的解释和指导，包括：

- 知识产权；
- 利益冲突；
- 指南的目标和格式；
- 根据受众目标厘清指南包括内容的范围；
- 支持推荐的证据的重要性；
- 期望与该领域的专家协商获得一致意见。

专家组成员被要求声明任何可能影响他们评论的利益或关系，这些声明会在随后的讨论和编辑过程中被考虑。

在主题领域，专家组应考虑发病率，再决定编写内容、编写细节、需要涵盖的特殊诊断。某些情况下专家组要决定是否纳入一些不常见的但严重的疾病的推荐意见。关于应涵盖哪些诊断，可以通过早期版本的用户反馈决定。

成员们对分配任务达成一致意见，自行负责准备初稿。

大约 8 周安排为期一天的会议，以保证对所有的草案进行连续的审查和讨论。

制定和修订指南

内容的起点是临床医生需要知道如何管理特定条件的患者。

因此，每部分需要包括足够的信息以适应不同读者，关于管理和治疗建议的声明应简洁、明确。

在启动会之后，作者根据他们的临床专长和相关领域当前证据准备初稿，编辑协助作者识别并获得相关支持信息。支持信息可能包括原始的科学论文、Cochrane Collaboration 的系统评价、发表在知名期刊的综述和其他权威机构发布的指南。

在预定的会议前，将个别作者编写的草稿分发给所有小组成员，让其他成员有充裕的考虑时间。

每份草稿都经面对面多次讨论，仔细审查与挑错，必要的时候再进行修改。有争议的、快速发展的、不确定的领域，需要进一步的文献检索并确认。

编辑与作者保持联络，记录用于支持陈述和建议的特定研究，这些文献需复印存档。

一旦专家组明确了专业内容，编辑根据指南的风格和格式负责文本重组，必要时应与作者和主席联系确认。

终稿是详细审查、协作和修订的成果，涉及人员广泛，分成多个编辑阶段。独立章节不再归属于任何一个作者。所有专家组的成员负责整个手稿。每个主题的准备，除了启动时半天的规划会议，大约 10 个月期间平均需要 5 次全日会议，最后一次会议是终审，确保所有成员一致同意整个文本。每份指南诞生需要的时间，从专家组的首次会议到指南出版，大约 18 个月。

主要推荐

治疗指南的开发方法是不同的，且与产生于文献的"综述或总结"不完全一致。开发治疗指南的起点是临床问题，这不同于基于文献的综述或总结，文献决定了此类文本的基础和范围。

治疗指南内容是基于所有给定治疗的有效性的科学证据，这些相关证据具有普适性与一定强度。在有大量证据的临床领域中，对那些证据确凿的治疗方法应该给予推荐。但是，为了确保推荐将有助于临床医生，这些相关证据不仅应该经过评估、解释和提炼，也应当情景化以适应临床情况，确保所制定的指南能与当地环境一致，具实用性。

临床实践中的决策本质上是复杂的，受多方面因素影响，除了证据外，还需要考虑其他因素以确保推荐是有关联的和有用的。这些影响因素包括治疗的可获得性和可承受性、危险因素和患者特征。

在临床实践中，有丰富证据的内容占少数，因此，治疗指南采用的材料中有很大一部分是几乎没有发表的证据。

当证据模棱两可时，有时会得出不同的结论。医生可以选择，但专家组需要承担最终责任，解决困难，审查所有证据和观点，传达清晰、明确的信息。

对于"证据不佳"部分，必然会更多地依赖专家意见，推荐治疗方案的评价准则包括不良反应、长期安全数据和成本等。使用这些标准，老药使用时间长，有大量的不良反应相关数据，通常会被推荐为一线治疗。新药使用时间短，不良反应相关数据较少，而且通常贵很多，所以一般不推荐为一线治疗。

如果治疗建议仅基于科学证据，则可利用其他机构制定的分级证据或推荐等级。但是，由于在治疗指南的制定中考虑到了更多的证据因素，所以不可能使用这些方法。

在治疗指南中所采取的方法在文本中都有明确陈述，无论推荐是基于强有力的证据还是其他。

有关建议的主要信息来源列于治疗指南的电子版本中。

认可机构

一旦文稿完成，专家评审组进行确定，这些组织包括澳大利亚皇家全科医师学会、澳大利亚医院药师协会、澳大利亚皇家护理学院、国家处方服务。

出版后评价

TGL 的评价单元经一个约 200 名用户（全科医生、专科医生、药剂师和学生）的网络积极征求反馈意见。

TGL 向网络参与评价者免费提供所有治疗指南。TGL 的工作人员将每年一次或两次访问这些用户，讨论并记录反馈。

在任何新版本开始之前，对以前版本的累积反馈进行整理并传递给专家组，以供他们在修订时加以考虑。

鼓励用户评论指南的内容或格式，填写书后的表格并返回 TGL，或发邮件到 feedback@tg.org.au。

TGL 董事会成员

---

[1] 澳大利亚皇家全科医师学院提名。
[2] 维多利亚州医学研究生基金有限公司提名。

目 录

表格、框和图

表格

框

图

第1章

神经科常用药物简介

本章节包含了本指南中所涉及的各种药物性质的小结，但这些总结并不包括药物所有的不良反应和相互作用。想要获取某种药物的更多详细信息，读者可以寻找该药已上市产品的资料。想获取更多详细药物信息，包括药物相互作用，可以参见《澳大利亚药物手册》（Australian Medicines Handbook）。

1.1 抗癫痫药

卡马西平、乙琥胺、苯巴比妥、苯妥英、扑米酮和丙戊酸钠都是有着较好使用基础的抗癫痫药。加巴喷丁、拉考沙胺、拉莫三嗪、左乙拉西坦、奥卡西平、普瑞巴林、噻加宾、托吡酯、氨己烯酸和唑尼沙胺都是较新的药物。以上这些较新的药物由于在儿科中尚缺乏足够数据，因此只有掌握相关专业知识的专科医生方可在儿童中使用。某些苯二氮䓬类药物也可作为抗癫痫药使用。

许多抗癫痫药是通过细胞色素 P450 酶系（CYP450）代谢的，联用其他会抑制或诱导 CYP450 酶的药物可能会引起抗癫痫药血浆药物浓度的升高或降低。有酶诱导作用的抗癫痫药有卡马西平、奥卡西平、苯妥英、苯巴比妥、扑米酮以及托吡酯。丙戊酸钠是一种酶抑制剂。当患者换药时，应当考虑是否有潜在的药物相互作用。更多与 CYP450 有关的药物相互作用可在印第安纳大学医学院网站上查询到：http：//medicine. iupui. edu/clinpharm/ddis。

要获取关于抗癫痫药治疗监测相关信息，参见附录1。

1.1.1 苯二氮䓬类药物

苯二氮䓬类药物抗癫痫作用包括调节 $GABA_A$ 受体，使氯通道开放以及使细胞超极化，从而导致突触后抑制。在那些出现癫痫持续状态的患者中，由于苯二氮䓬类能够迅速透过血脑屏障快速终止发作，因此常常是更好的选择。

1.1.1.1 药物不良反应及注意事项

长期口服苯二氮䓬类药物由于药物耐受性不断发展以及其镇静作用，使其在癫痫的治疗上受到限制。中枢神经系统不良反应，如共济失调、眩晕、失忆、认知障碍以及视物模糊是需要引起重视的，特别是在老年患者中。行为改变（如易怒、具有攻击性、不能自我控制）在有饮酒史或攻击行为史的儿童、老人患者中更易出现，并且更容易成为问题。

苯二氮䓬类经过非肠道途径给药时，会有低血压和呼吸抑制的风险，尤其是重复注射或者持续输注氯硝西泮、地西泮或咪达唑仑时。因此在重复注射或者持续输注氯硝西泮和地西泮时应进行心电和呼吸监测。为减轻刺激，静脉注射氯硝西泮和地西泮应该缓慢注射入管径大的静脉血管腔内。

1.1.1.2 氯巴占

氯巴占（α-1,5-苯并二氮）相比其他苯二氮䓬类镇静作用更弱。常用于难治性癫痫部分性发作或全面性发作患者的附加治疗。耐药性可能会出现但不持续。

1.1.1.3 氯硝西泮

氯硝西泮主要用于癫痫持续状态和难治性癫痫的治疗。在儿童中，镇静作用相比成人并不常见，然而行为改变、过量的唾液和支气管液体分泌在儿童中更为常见。

1.1.1.4　地西泮

静脉注射地西泮往往在数分钟内就能够终止癫痫发作。尽管地西泮半衰期较长，但其很快再分布出中枢神经系统，会导致 50% 的患者在 2h 内出现癫痫复发。故长期抗癫痫的作用需要在终止痫性发作后给予长时间抗癫痫药（如苯妥英）来防止癫痫复发。

静脉注射未稀释地西泮，不建议肌内注射地西泮，因为其吸收过程变异大且生物利用率低。地西泮通过直肠给药已经被咪达唑仑口含片及鼻腔给药所广泛替代。

1.1.1.5　咪达唑仑

肌内注射咪达唑仑可获得较为满意的血药浓度。当静脉给药困难时，通过口含片或鼻腔给药同样是有效的选择。由于其半衰期较短，一次给药后作用会很快消失。由于其累积效应不明显，因此该药适用于难治性癫痫持续状态时应静脉输注。然而，其活性代谢产物通过肾排泄，在肾损伤患者中可能会出现蓄积。

咪达唑仑的口含片或鼻腔给药在社区用于终止习惯性的持久癫痫或复发性癫痫是有效的。

1.1.2　卡马西平

通过对电压依赖性钠通道的阻滞，卡马西平可阻止动作电位快速、反复地爆发，从而限制痫性放电的播散。除癫痫外，卡马西平已知对三叉神经痛具有一定疗效。

卡马西平通过 CYP3A4 代谢，并产生一种活性代谢产物——环氧化卡马西平。它也会诱导 CYP3A4 从而促进多种药物的代谢，包括卡马西平自身。这种自身诱导的作用往往在治疗后的 3～5 天开始，3～5 周后结束。卡马西平与其他可能会导致粒细胞缺乏的药物（如氯氮平）合用时会增强骨髓抑制。卡马西平的代谢会被红霉素、克拉霉素抑制，从而增加其潜在的毒性。当患者换药时应当注意是否存在相关的药物相互作用。

剂量相关的不良反应包括镇静、共济失调、眩晕、复视、头痛以及恶心。持续数周的缓慢剂量调整可尽可能地减少其药物不良反应。可逆的轻度的白细胞减少很常见，但只要没有感染的迹象或者白细胞计数不低于 $2×10^9/L$ 则没有必要停药。血浆浓度较高时，卡马西平有血管升压素样作用，但其所致的低钠血症通常较轻且无症状。如果血钠浓度低于 $125mmol/L$，可能会出现意识模糊、周围性水肿以及痫性发作的可能性增加。其他特殊反应包括腹泻、肝炎、皮疹，皮疹常表现为轻微的红斑，但有可能会发展为 Stevens-Johnson 综合征（Stevens-Johnson syndrome，SJS）或中毒性表皮坏死松解症（toxic epidermal necrolysis，TEN）。由于遗传易感性的原因，亚洲患者出现卡马西平导致的 SJS/TEN 的概率相比其他人种要高出 10 倍。在中国人中，第一次服用卡马西平前考虑监测 *HLA-B*1502* 基因是有意义的。卡马西平与抗惊厥药超敏反应综合征有关（详见第 15 页）。

卡马西平控释片与相同剂量的普通制剂相比，其最大血药浓度相对较低。当在卡马西平的普通制剂和控释片之间转换时，可应用相同的起始剂量。然而，因为控释片的生物利用度比普通片低约 15%，因此，立刻换用卡马西平控释片可能会出现癫痫发作。同样的，当从控释片换用普通片时，可能会出现剂量相关的毒性反应。这种控释片可从中间掰开不影响其吸收，但不可碾碎。

1.1.3 乙琥胺

乙琥胺对失神发作的功效主要基于它对丘脑神经元的 T

型钙通道的阻滞作用。

乙琥胺容易与 CYP3A4 酶诱导剂或抑制剂发生相互作用，酶诱导剂可降低乙琥胺水平，反之，酶抑制剂如丙戊酸钠会提高乙琥胺水平。同样的，乙琥胺已被报道会升高苯妥英的浓度，降低丙戊酸的浓度。

该药不良反应包括恶心、呕吐、腹痛、嗜睡、头晕和共济失调，与增高的血药浓度无关。胃肠道症状可通过小剂量多次服用而得到减轻。特异质反应包括 SJS、结缔组织疾病（如系统性红斑狼疮）。致命的血恶病质报道少见。

1.1.4 加巴喷丁

加巴喷丁是一种 γ-氨基丁酸（gamma-aminobutyric acid，GABA）的类似物。其详细作用机制目前尚不明确。但目前已有证据表明它抑制谷氨酸盐的合成，并提高脑内 GABA 的水平，并与电压依赖性钙离子通道相互作用。加巴喷丁同样可用于神经性疼痛的治疗，已知它可以作用于脊髓神经元的钙离子通道减少神经递质的释放，同时促进 GABA 的合成，拮抗非 NMDA 受体。

加巴喷丁通过胃肠道一种饱和氨基酸的摄取系统吸收，随着剂量的上升，该药生物利用度随之下降。300mg 的剂量吸收达 60%，而 900mg 剂量只能吸收 40%。

加巴喷丁既不与血浆蛋白结合也不抑制肝药酶，因此药物相互作用较少。该药以原型从尿中排出，因此在肾功能损害时必须减量。

常见的不良反应包括嗜睡、头晕和共济失调。缓慢的剂量调整可以减轻不良反应。

1.1.5 拉考沙胺

拉考沙胺被认为是通过选择性增强缓慢失活的电压依赖

性钠通道起效的。

静脉注射和口服该药是具有生物等效性的。至今，尚无有意义的药代动力学的相互作用报道。

剂量相关的和短暂的不良反应包括恶心、中枢神经系统不良反应（如头晕、头痛和复视）。拉考沙胺能够导致剂量依赖的 P-R 间期延长，患有严重的心脏疾病或已知有心脏传导问题的患者使用该药应当尤为注意。存在严重的肾功能损害［肾小球滤过率（GFR）<30mL/min］的患者每日剂量不应超过 250mg。

1.1.6 拉莫三嗪

拉莫三嗪通过阻断电压依赖性钠通道，稳定突触前膜，阻止兴奋性神经递质尤其是谷氨酸和天冬氨酸的释放。

其不良反应（头晕、复视、共济失调、视物模糊、嗜睡和失眠）基本与中枢神经系统相关。也能引起不同程度的皮肤反应：轻微的皮疹为斑丘疹；更严重的皮疹伴有发热、关节痛和嗜酸粒细胞增多的表现；严重的皮肤反应，包括 Stevens-Johnson 综合征和中毒性表皮坏死松解症。在大多数情况下，威胁生命的皮疹在初始治疗 8 周内变得明显，尽管有个案报道是在持续治疗（6 个月）后出现。这种严重的皮肤反应在儿童中发生率更高。

与丙戊酸钠合用、拉莫三嗪剂量增加过快，均可导致皮肤不良反应发生率增加。拉莫三嗪的剂量应该在 6～8 周内逐渐增加，在服用丙戊酸钠的患者中，起始剂量应该更低，增加剂量的速度应该更慢。如果拉莫三嗪停药超过 1 周以上，重新开始治疗的起始剂量应该再三考虑。

拉莫三嗪的血药浓度与下列药物联用时会降低：卡马西平、苯巴比妥、苯妥英、扑米酮或利福平。拉莫三嗪能够增加卡马西平的不良反应，其机制尚不明确，此时减少卡马西平剂量即可。

拉莫三嗪妊娠期使用信息见附录1。

1.1.7　左乙拉西坦

左乙拉西坦的作用机制被认为与一种突触泡相关蛋白相互作用，具有广谱的抗癫痫活性。既可用于单药治疗，也用于多药的附加治疗。

该药及其无活性代谢物95%通过尿液排出，当患者存在中至重度肾功能损害（GFR＜50mL/min）时建议减少剂量。口服给药和静脉给药两种给药途径相互转换时无需调整给药剂量。

左乙拉西坦目前尚未发现与其他药物之间存在明显的药物相互作用，因为它既不抑制肝药酶，也不通过CYP450代谢。静脉输注左乙拉西坦时，与苯妥英混合会出现沉淀，如果同时静脉输液，静脉通道应该用适当的溶媒进行冲洗。

该药主要的不良反应包括头晕、嗜睡、无力、情绪不稳、焦虑、易激、易怒。

1.1.8　奥卡西平

奥卡西平在化学结构上与卡马西平类似，与卡马西平一样，其主要的作用机制被认为是阻断电压依赖的钠通道。

奥卡西平口服后可完全吸收，大部分迅速地代谢为10-羟基衍生物。中度至重度的肾功能不全时建议减少维持剂量，当GFR＜30mL/min时初始剂量应当减半。

与卡马西平相比，奥卡西平不存在自身诱导，诱导酶的作用较低，与血浆蛋白的结合率更低。但是，临床上，奥卡西平与其他药物的相互作用依然很明显，原因是它会诱导CYP3A4和抑制CYP2C19。由于卡马西平和奥卡西平的相似性，当加用其中一种药物，而初始药物剂量未减少时，可能会出现剂量相关的不良反应。

常见的不良反应包括嗜睡、头痛、头晕、复视、恶心、呕吐、疲劳。低钠血症表现出剂量相关性，且发生率高于卡马西平，尤其在老年患者中多见，但通常是无症状性的。Stevens-Johnson 综合征、中毒性表皮坏死松解症、多形性红斑、多器官超敏反应以及肝炎均可发生。与卡马西平发生交叉过敏的概率约为 30%。奥卡西平与抗惊厥药超敏反应综合征有一定关联（见第 15 页），虽然其发生率远远低于卡马西平。

1.1.9　苯巴比妥

苯巴比妥促进氯化物进入神经元与 GABA$_A$ 受体结合，增强 γ-氨基丁酸活性。

苯巴比妥是一种典型的酶诱导剂，能够通过诱导 CYP3A4、CYP1A2、CYP2C 加速许多药物的代谢。开始服用苯巴比妥 1 周之内，因药物相互作用导致的临床症状可变得显著。苯巴比妥能极大降低华法林的血浆浓度，增加抗凝血药 10 倍的需要量。相反地，当华法林和苯巴比妥联用要撤停苯巴比妥时，在不减少华法林剂量的条件下，出血是主要的风险。

苯巴比妥与其他能够抑制 CYP3A4、CYP1A2、CYP2C 代谢的药物（如抗抑郁药）联用时，它的代谢会被抑制。当同时给予丙戊酸钠时，苯巴比妥可能会出现蓄积。

苯巴比妥注射液是强碱性的（pH 为 10~11），如果出现渗出会导致局部组织坏死，如果不慎注射入动脉可引起坏疽。通过静脉注射时，注射液应当用灭菌注射用水以 1:10 的比例稀释。皮下注射可引起组织坏死，因此不推荐。

苯巴比妥通常在成人中可引起认知、情绪和行为的改变，并可导致疲劳和倦怠；在儿童（有时在老人）中可导致失眠、活动亢进及攻击行为。对记忆、情绪和学习能力的损害可能较轻。苯巴比妥与抗惊厥药超敏反应综合征有关（见第 15 页）。

1.1.10　苯妥英

苯妥英通过阻断电压依赖性钠通道，限制痫性放电的播散。苯妥英的非线性药动学使其维持剂量变得复杂化。苯妥英与白蛋白有高度的亲和性，并且仅其游离的部分具有药理活性。在药物相互作用（将苯妥英从白蛋白中置换出来）和妊娠期低蛋白血症或肾衰竭的终末期所致尿毒症的情况下，苯妥英与白蛋白的结合程度会降低。更多相关信息，见附录 1。

1.1.10.1　不良反应

苯妥英可导致一系列剂量相关性和特异质的不良反应。当其血浆浓度超过 80μmol/L 或 20mg/L 时，神经毒症状（嗜睡、构音障碍、震颤、共济失调、认知困难）变得明显。

苯妥英与抗惊厥药超敏反应综合征有关（见第 15 页），可能会出现狼疮样综合征。由于其遗传易感性，亚洲人群因服用苯妥英患 Stevens-Johnson 综合征的概率是其他人群的 10 倍以上。

长期使用苯妥英可能导致显著的周围神经病变，长期的超量服用还可能引起小脑萎缩。可逆的不良反应包括齿龈增生、痤疮、多毛、皮肤粗糙，虽然并不严重，但在儿童中多见，令人烦恼。

1.1.10.2　相互作用

苯妥英与其他药物的相互作用多且较复杂。由于其有诱导肝药酶的作用以及很高的蛋白结合率，患者在换药过程中应当注意可能存在的药物相互作用。

服用苯妥英期间短期大量饮酒可能会升高苯妥英的血药浓度，但是慢性的酒精摄入会使苯妥英的血药浓度变低。丙戊酸钠会将苯妥英从白蛋白结合位点置换出来，提高苯妥英在血浆中的游离浓度，同时也抑制苯妥英的代谢。当给予苯妥英时，拉莫三嗪、华法林及环孢素的药效均下降。苯妥英还能提高美沙酮的代谢，因此可能会相应地引起显著的阿片类药物戒断症状。氟康唑、胺碘酮、红霉素以及磺胺类可升高苯妥英的血药浓度。

1.1.10.3 给药过程注意事项

苯妥英不能肌内注射，因为注射剂中的溶剂刺激性大（苯妥英吸收不稳定，形成无菌性脓肿的风险高）。

以推荐的最大速率（50mg/min）静脉注射苯妥英，则有可能导致低血压和心律失常。年龄超过 50 岁和那些以前有过心脏疾病的患者，发生这些危险的可能性更大，因此静脉输注时，速度应该更慢。当患者出现显著的低血压、Q-T 间期延长或心律失常时，静脉注射的速度应减慢或停止。

苯妥英在水中的溶解度极低。当与其他可能降低 pH 的液体（如葡萄糖溶液）配伍时，容易形成结晶。同样的，也应当避免与其他药物共同输注。发现苯妥英注射液中存在浑浊时，应当立刻丢弃。

苯妥英外周静脉给药后，可出现紫手套综合征（进行性肢体远端水肿、变色、疼痛），尤其是老年人和那些接受大剂量和多次用药的患者。如果发现较早，症状可自行缓解。严重时可能会发生广泛的皮肤坏死和肢端缺血。为尽量减小这种伤害，应尽量选择较粗的静脉。

进食可显著降低口服苯妥英的生物利用度。根据患者的营养状况及癫痫发作控制情况，处置办法可选择在每次用药前后 $1\sim2h$ 停止进食，增加剂量或静脉用药等。由于苯妥英混悬液常堵塞胃管，因此推荐用药前稀释苯妥英。

1.1.10.4 剂型因素

苯妥英在胶囊及注射剂中以钠盐的形式存在，而在片剂及混悬液中以自由碱的形式存在。两者在苯妥英含量上相差 8%（片剂及混悬液含量较高）。当苯妥英代谢达饱和状态的患者更换制剂时，这种差别在临床上是显著的。

1.1.11 普瑞巴林

普瑞巴林是一种 GABA 类似物，且与加巴喷丁的结构类似。但是它并不影响 GABA 受体也不影响 GABA 的转运。目前认为它可能是通过阻断中枢神经系统电压依赖性钙离子通道，也有可能减少神经递质的释放，如谷氨酸、去甲肾上腺素、P 物质。普瑞巴林具有抗惊厥和止痛的作用。

普瑞巴林基本全部通过尿液排出，当 GFR$<$60mL/min 时建议减少剂量。该药主要的不良反应包括嗜睡、视物模糊、体重增加、外周水肿以及肌酸激酶升高。

1.1.12 扑米酮

关于扑米酮是否主要是通过其代谢物苯巴比妥和苯乙基丙二酰胺作用，或者是它也参与控制癫痫，目前尚有争议。一些专家在控制某些癫痫发作时仍愿意使用它。扑米酮的效果与苯巴比妥基本相同，但前者更不易耐受。扑米酮还可用于治疗特发性震颤。

扑米酮与抗惊厥药超敏反应综合征有联系（见第 15 页）。想获得更多关于该药不良反应的信息，参见"苯巴比妥"（第 8 页）。

1.1.13　丙戊酸钠

丙戊酸钠阻断神经元细胞膜上的电压依赖性钠通道，从而控制痫性放电的播散。对失神发作的控制主要是它能够作用于丘脑神经元细胞膜上的 T 型钙通道。丙戊酸钠也用于偏头痛的预防以及顽固性创伤后头痛的预防。

丙戊酸钠口服给药时，生物利用度几乎为 100%，普通片血药浓度的峰值为服用后 $1\sim4h$，肠溶片为服用后 $3\sim7h$。丙戊酸钠与白蛋白结合率较高（90%），且大部分经过肝脏代谢，仅小部分通过尿液以原型排出。

震颤、脱发、镇静以及体重增加是丙戊酸钠最常见的不良反应。胃肠道不良反应如厌食、恶心、呕吐也常有发生。丙戊酸钠肠溶片有 200mg 和 500mg 两种规格，可以减轻胃肠道不良反应。女性长期服用丙戊酸钠可能与多囊卵巢综合征有关，但丙戊酸钠是否是直接原因目前尚存在争议。

丙戊酸钠可影响血小板的功能，可能引起血小板减少症；在大型外科手术前必须明确血小板的功能状态。剂量相关的、可逆的肝酶升高也经常出现，但应给予较高关注的是与丙戊酸钠相关的特异质肝毒性以及胰腺炎，这些常常是致命的。在婴幼儿中，肝毒性的危险显著性增加，那些除服用丙戊酸钠外还服用其他多种抗癫痫药以及那些有智力发育迟缓或有先天代谢障碍如肉毒碱或鸟氨酸氨甲酰转移酶缺陷的婴儿（2 岁或 2 岁以下），发生这种致命性的肝衰竭危险性特别大。线粒体 DNA 中的聚合酶 γ 基因（polymerase gamma gene，POLG）的变异也大幅度增加了出现肝毒性的风险。

丙戊酸钠致畸的风险较其他抗癫痫药都要高，只有在孕期替代药物都不合适时才会考虑使用（见第 71 页）。

丙戊酸钠是一种肝药酶抑制剂，且药物相互作用较多，因为丙戊酸钠能够将其他药物从血浆蛋白的结合位点上置换下来。它与其他抗癫痫药同用时，药代动力学的相互作用是多变的且常常无法预测。血药浓度既可能上升，也可能下降，不良反应的发生以及癫痫的控制均不好预测。丙戊酸钠也会增加皮肤反应的发生率，当联用拉莫三嗪时可能会发生Stevens-Johnson综合征（见第6页）。

1.1.14 舒噻嗪

舒噻嗪可减弱电压敏感性钠离子通道电流，同时也是一种弱的碳酸酐酶抑制剂，它可以使神经细胞内pH值降低，从而降低神经元兴奋。

最常见的不良反应是过度换气，可演变成劳力型呼吸困难并会减少呼吸储备，对患者来说会带来很大的痛苦，这时候减量往往是有益的。舒噻嗪是一种磺胺类药物，可导致皮疹，包括Stevens-Johnson综合征。其他不良反应包括恶心、厌食、头痛、头晕、共济失调、精神错乱以及四肢末梢和口周的感觉异常。

舒噻嗪是苯妥英羟基化的强效抑制剂，虽然在服用苯妥英10~20天的时间内苯妥英的血药浓度不会明显提高，但舒噻嗪也能提高扑米酮和苯巴比妥的血药浓度。

1.1.15 替可克肽

替可克肽是一种促肾上腺皮质激素（ACTH）类似物，目前它用于治疗韦斯特综合征（婴儿痉挛）的机制尚不清楚。但有报道称可能具有神经递质的作用。

1.1.16 噻加宾

噻加宾抑制GABA从突触的摄取，导致GABA介导的抑制性递质传递增强。不良反应包括疲劳、头晕、精神错乱、震颤及胃肠道不适，多数是在剂量滴定法中出现。酶促药物可显著增加噻加宾的清除。噻加宾本身不诱发 CYP450 系统，因此肾功能缺陷并不改变其药动学。为降低其中枢神经系统的不良反应，推荐慢剂量滴定法。

1.1.17 托吡酯

托吡酯通过阻断电压依赖性钠通道并增强对 GABA 介导的抑制作用稳定神经元细胞膜。也可以用于预防偏头痛，剂量比治疗癫痫低。

常见的不良反应包括认知障碍、精神异常、精神病症状、言语障碍、儿童行为问题、震颤、头晕、共济失调、头痛、疲劳和恶心、呕吐以及体重减轻。托吡酯是碳酸酐酶的弱抑制剂，能够导致感觉异常和肾结石。罕见的不良反应，如急性视力下降和继发性闭角型青光眼也有报道。

托吡酯口服吸收良好，主要以原型通过尿液排出，其他部分以多种方式从尿中代谢。在酶促药物的作用下，代谢是清除的主要方式，以原型的形式从尿中排出的比例相应较少，在苯妥英和卡马西平的作用下，清除率可能增加。

1.1.18 氨己烯酸

氨己烯酸不可逆抑制 GABA 转氨酶（一种重要的降解 GABA 的酶），导致脑内 GABA 的浓度增加，从而有后继的抗癫痫作用。

氨己烯酸导致的视野缺损发生率较高，而且往往是无症状的，因此用药期间建议常规进行视野检查。而对于小于 6 岁的儿童，进行常规的视野检查是无法实现的，因此精细的视网膜电图对于察觉早期的视网膜毒性是有帮助的。对于这类儿童，更多信息详见附录 1。

其他常见不良反应包括：镇静、疲劳、头痛、头晕、精神错乱、共济失调、复视、记忆力损害和失眠。氨己烯酸有可能导致广泛的、不常见的、可逆的精神症状，这些症状通常比较严重并以进展性为特点。

1.1.19 唑尼沙胺

唑尼沙胺能够阻断神经元细胞膜上的电压依赖性钠通道以及电压依赖性 T 型钙通道。

唑尼沙胺最常见的剂量相关的不良反应包括：嗜睡、头晕、共济失调、记忆力或注意力损害，厌食、烦躁、易怒等。唑尼沙胺是一种磺胺类药物能够导致皮疹，包括 Stevens-Johnson 综合征，唑尼沙胺一种弱的碳酸酐酶抑制剂，能够导致肾结石和代谢性酸中毒，特别在是大剂量使用并联合其他碳酸酐酶抑制剂（如托吡酯）的情况下。有罕见儿童少汗、高热、中暑的报道。

酶诱导剂如卡马西平、苯妥英、苯巴比妥能够减少唑尼沙胺血浆半衰期接近一半，并减少其达稳态所需要的时间。当患者服用具有酶诱导作用的药物时应当引起注意。

1.1.20 抗惊厥药超敏反应综合征

抗惊厥药超敏反应综合征（anticonvulsant hypersensitivity syndrome）是一种罕见但非常严重的反应，被报道与卡马西平、奥卡西平、苯妥英和苯巴比妥有关。通常发生在治疗后的 1～4 周，主要表现为发热、皮疹以及全身器官受累（淋巴结病、肝炎、肌炎、心肌炎、肺炎）。皮疹可由发疹型药疹进展到 Stevens-Johnson 综合征和中毒性表皮坏死松解症。此时停止相关用药是必要的。

在之后的抗癫痫药治疗过程中，潜在的交叉反应性必须要考虑到。卡马西平、奥卡西平、苯妥英和苯巴比妥都有苯环，通过 CYP450 系统代谢成为芳香氧化物。据报道，由于个体差异性，有患者的芳香氧化物解毒的酶缺陷或缺乏，从而导致这种毒性代谢物蓄积引起免疫反应。丙戊酸钠在结构上与上述药物不同，且代谢途径也不同。因此在一次严重的肝炎痊愈后可考虑换用丙戊酸钠治疗。在苯二氮䓬类、加巴喷丁、左乙拉西坦、托吡酯和氨己烯酸之间尚未发现有交叉反应性。此外，虽然拉莫三嗪可能会导致类似的综合征，但无足够证据说明其交叉反应性。

1.1.21　抗癫痫药与骨骼健康

据报道，服用抗癫痫药的患者发生骨折的风险比正常人群高 2 倍。其中，由于癫痫发作引起的创伤和跌倒是其中一部分因素，抗癫痫药对骨密度以及骨代谢的影响目前还不明确。有证据表明对 CYP450 系统有诱导作用的药物（如卡马西平、奥卡西平、苯妥英、扑米酮）可以提高维生素 D 的代谢。而其他抗癫痫药（包括丙戊酸钠）的效果目前尚不明确，有待进一步考证。

长期服用抗癫痫药的患者定期评估维生素 D 水平是有必要的，特别是服用那些有酶诱导作用的抗癫痫药或本身就有骨质疏松高危因素的人应尤为注意。要获取更多骨健康相关信息，见《治疗指南：内分泌分册》。

1.2　帕金森病用药

1.2.1　金刚烷胺

金刚烷胺能够增强多巴胺的转运，有抗毒蕈碱作用以及弱的抗 NMDA 受体的作用。用于帕金森病以及减少左旋多巴诱导所致的运动障碍，也用于治疗多发性硬化所导致的疲劳。金刚烷胺主要经过肾脏清除，有肾功能损伤时应该减量。

金刚烷胺在每天 200mg 以下的剂量下，最常见的不良反应都是剂量相关的、短暂且相对较轻的。金刚烷胺的抗毒蕈碱作用（如口干、便秘、眩晕以及尿潴留）极少引起幻觉和精神错乱，但有肾脏损害的老年人有可能发生谵妄。至少50％的患者出现皮肤斑点（称之为"网状青斑"），5％～10％的患者出现与充血性心力衰竭、肾衰竭和低蛋白血症无关的踝部水肿。

1.2.2　抗胆碱药

苯托品、苯海索、比哌立登能够在中枢及外周对乙酰胆碱的作用起到抑制效果。把它们用作抗帕金森病药的假象理论基础是降低基底节区点胆碱能的作用，从而在抗精神病药引起多巴胺作用下降时，维持它们之间的平衡。

抗胆碱药很少用于自发性的帕金森病，因为它们药效有限且发生不良反应的风险很高，尤其是在老年患者中。它们通常用于减少由于服用抗精神病药导致的锥体外系反应。药物对帕金森综合征、肌张力障碍及运动不能的反应良好，对于震颤次之，对静坐不能的反应欠佳。此类药物可能会加重迟发性运动障碍。

苯托品是一种长效的药物，在某些患者中一天服用一次是可行的。既可口服，也能注射给药。既能肌内注射，也能在急性肌张力障碍反应（如动眼神经危象或喉、咽疼挛）时静脉注射给药。苯海索、比哌立登只能通过口服给药。

不良反应主要都是剂量相关的，且大多数与抗胆碱能作用有关。外周影响包括口干、尿潴留、便秘、麻痹性肠梗阻、恶心、瞳孔扩大、视物模糊、青光眼恶化等，中枢不良反应包括头晕、幻觉、欣快、高热、中枢刺激以及精神错乱。苯托品除了有抗胆碱作用以外，还有抗组胺以及轻微的镇静作用。当患者服用抗胆碱类的抗帕金森病药时，该药剂量应该逐渐减量，否则可能会出现胆碱能停药综合征。

苯托品外周的抗胆碱能活性会与其他类的抗胆碱药物叠加，比如三环类抗抑郁药（tricyclic antidepressants，TCAs）和抗组胺药。

1.2.3 多巴胺激动药

麦角衍生的多巴胺激动药（**溴隐亭、卡麦角林、培高利特**）以及非麦角衍生的多巴胺激动药（**阿扑吗啡、普拉克索、罗匹尼罗、罗替高汀**）直接刺激多巴胺受体。罗替高汀可通过透皮贴剂给药，平稳升高血药浓度，不受吞咽困难以及胃排空延迟问题的影响。阿扑吗啡经过皮下注射（间断性或连续性）。

初始使用麦角衍生物治疗目前已不提倡，考虑到它们与胸膜或是腹膜的纤维化以及心脏瓣膜的纤维化有关（见第113页）。

多巴胺激动药开始常常引起恶心和呕吐，因为药物同时也会刺激到位于延髓的呕吐中枢的多巴胺受体。多巴胺激动药导致的直立性低血压和精神方面的不良反应比左旋多巴更常见，且在老年人中更加成为问题。此外，不同于左旋多巴。多巴胺激动药可能有时会导致血管痉挛、踝关节肿胀以及嗜睡。除此之外，还有强迫性行为如病理性赌博、购物、性欲亢进以及强迫性用药都是典型的不良反应（见第113页）。

阿扑吗啡的不良反应与左旋多巴类似，外加打哈欠、嗜睡、局部皮肤反应，或是注射部位的脓肿以及呕吐。由于阿扑吗啡有引起恶心和呕吐的潜在可能性，因此，在每次服用前48h常给予多潘立酮。

1.2.4　恩他卡朋

恩他卡朋是一种作用于外周的儿茶酚胺氧位甲基转移酶（catechol-*O*-methyltransferase，COMT）抑制药，抑制了左旋多巴的分解，因此可增加脑内左旋多巴的浓度，使体内左旋多巴达到峰浓度的时间延长。在长期使用左旋多巴依然症状波动的患者中，给予恩他卡朋较为有效。

在治疗的初始，恩他卡朋可能会增加左旋多巴的不良反应，包括运动障碍加重、幻觉以及腹泻。如果出现这样的情况，应该考虑剂量减少 $10\%\sim30\%$，或者延长给药间隔。

为避免产生类似于神经阻滞剂恶性综合征（neuroleptic malignant syndrome）的停药症状，恩他卡朋不应该突然停药。

恩他卡朋与三环类抗抑郁药、文拉法辛及通过 CMOT 代谢的药物（如异丙肾上腺素、去甲肾上腺素）合用时需谨慎。恩他卡朋不应与不可逆非选择性单胺氧化酶抑制药（如苯乙肼、反苯环丙胺）合用。

1.2.5　左旋多巴

左旋多巴是一种多巴胺的先导化合物。与多巴胺不同，左旋多巴是可以透过血脑屏障的。左旋多巴常与脱羧酶抑制药苄丝肼或与卡比多巴组成制剂来抑制左旋多巴在外周就转化为多巴胺。这样能够保证大多数的左旋多巴能够透过血脑屏障进入大脑发挥作用。这样，左旋多巴需要给予的剂量降低，同时也降低了多巴胺在外周导致的不良反应（如低血压、心律失常、恶心以及呕吐）。

左旋多巴目前有多种剂型：速释剂型；可以延长吸收时间的控释剂型；更快速起效的分散片；以及肠内凝胶型，可以持续地释放药物。控释剂型生物利用率低，如患者开始使用速释剂型，换用这种剂型应该加大每日给药剂量（约升高50%）。因此避免随意换用制剂是很重要的，处方医生对于使用哪种药物（浓度和制剂）应比较明确。左旋多巴与苄丝肼或与卡比多巴组成的制剂，在临床上是等效的，极少会出现对患者的疗效一种制剂比另外一种好的情况。

左旋多巴经可饱和的主动载体系统在小肠近端吸收，并通过血脑屏障。饮食中的蛋白质会减慢左旋多巴的吸收速度，胃肠道排空的延迟会进一步减低左旋多巴的生物利用度。在开始使用左旋多巴治疗时建议与食物同服以减轻恶心的不良反应。长期服用时，则应每天在同一时间服药，并持续保持相同的饮食习惯，从而避免左旋多巴血浆浓度的波动。如果出现症状波动，此时应该考虑限制摄入蛋白质或重新安排每日蛋白质摄入量。

除了早期偶可发生眩晕和呕吐（很容易耐受）外，其他不良反应还有直立性低血压、消化性溃疡恶化、多汗发作。比较棘手的不良反应是与长期用药有关的运动症状的波动和运动障碍。神经精神症状在老年患者以及精神错乱病史的患者中更易成为问题。经过长期的胃肠道给药后，左旋多巴会出现不同程度的耐药，因此需要规律停药。

为避免产生类似于神经阻滞剂恶性综合征的停药症状，左旋多巴不应该突然停药。

苯妥英、甲氧氯普胺、丙氯拉嗪和抗精神病药可降低左旋多巴的药物反应。吗氯贝胺可增加如恶心和头痛等这样令人讨厌的不良反应的发生。与不可逆非选择性单胺氧化酶抑制药（如苯乙肼、反苯环丙胺）联用有可能会引起高血压危象。然而这种相互作用可被脱羧酶抑制药所减轻，因此使用复方制剂发生这种情况的可能性很低。

1.2.6 司来吉兰

司来吉兰是一种选择性单胺氧化酶 B（monoamine oxidase type B，MAO-B）抑制药，单胺氧化酶 B 是降解脑内多巴胺的酶之一。司来吉兰会代谢成去甲基司来吉兰、甲基苯丙胺以及苯丙胺。这些苯丙胺代谢产物以（－）形式存在，缺乏（＋）形式的精神欣快作用。

司来吉兰可能会引起运动障碍、情绪兴奋、幻觉和精神错乱。它也与失眠有关，这至少可能部分归因于其代谢产物苯丙胺。因此，推荐司来吉兰最好早上和午间服用。当它与左旋多巴同时服用时，可消除早期的剂末现象，但也可能会诱发或加重运动障碍或精神不良反应。出现运动阻断、精神不良反应或失眠的患者，需要停药。

建议每日剂量不超过 10mg，因为目前还没有证据表明多量会对临床有益。由于有潜在类似的不良反应，对单胺氧化酶 B 抑制药的选择也应当减少。

如果每天司来吉兰的剂量不超过 10mg，服用该药可没有饮食限制。然而，当与吗氯贝胺（可逆性单胺氧化酶 A 抑制药）合用时，由于对酪胺的敏感性增加，需要进行饮食限制。更多饮食限制相关信息见《治疗指南：精神病分册》。

1.3 多动性运动障碍用药

1.3.1 多巴胺拮抗药

氯丙嗪和氟哌啶醇是第一代具有多巴胺阻断效应的抗精神病药。用于舞蹈症（一种与基底核纹状体乙酰胆碱相关的多巴胺相对增多所致的疾病状态）的短期治疗。

关于此类药物的更多信息，参阅《治疗指南：精神病分册》。

1.3.2 吡拉西坦

吡拉西坦是一种γ-氨基丁酸（GABA）衍生物，该药用于治疗肌阵挛，特别是大脑皮质层面引起的。该药习惯上被划分为益智药，可提高认知能力而不产生镇静或兴奋作用。吡拉西坦被认为可调节神经递质系统，包括谷氨酸能和胆碱能系统，同时促进微循环。

吡拉西坦的不良反应通常较轻而短暂，包括胃部不适、神经质和体重增加。腹泻可能是由于与初始高剂量有关的轻微渗透压作用所致，可以通过逐级剂量滴定法而最小化。该药潜在药物相互作用少。

1.3.3 丁苯那嗪

丁苯那嗪通过可逆地抑制单胺类神经递质在纹状体神经元的摄取，从而消耗多巴胺、去甲肾上腺素和5-羟色胺。该药用于治疗运动障碍性疾病如舞蹈病、抽动和迟发综合征。

为了减少剂量依赖性不良反应，如嗜睡、失眠、静坐不能和帕金森症，剂量应逐渐增加。严重的不良反应包括抑郁症和自杀倾向、神经阻滞剂恶性综合征、锥体外系反应、Q-T间期延长以及吞咽困难。停药无需逐渐减量。如果治疗中断超过5天，再次给药需要重新逐渐增加剂量。

联用多巴胺拮抗药（如甲氧氯普胺、抗精神病药）会增加Q-T间期延长、神经阻滞剂恶性综合征以及锥体外系反应的风险。

1.4 偏头痛用药

一些药物按类别使用来治疗或预防偏头痛。其中一些为麦角生物碱，大多数作用于5-羟色胺（5-hydroxytryptamine，5-HT）受体。它们的作用机制尚不清楚，在治疗急性发作和预防发作的药物中可能表现为对 5-羟色胺受体亚型不同的激动或拮抗活性。

1.4.1 治疗急性偏头痛用药

1.4.1.1 氯丙嗪和氟哌利多

氯丙嗪和氟哌利多是第一代抗精神病药,治疗急性偏头痛的作用机制尚未完全了解。

关于此类药物的更多信息,参阅《治疗指南:精神病分册》。

1.4.1.2 二氢麦角胺

二氢麦角胺是一种麦角生物碱,为 5-HT$_{1B/1D}$ 受体的激动药。它对 5-HT$_{2A}$ 受体(刺激血管收缩)和多巴胺 D$_2$ 受体(引起恶心呕吐)的作用限制了它的应用。

胃肠道反应如恶心、呕吐、腹泻是最常见的不良反应。动脉血管收缩作用可能导致手指、脚趾感觉异常,肌肉痉挛和疼痛,以及麦角中毒(严重的伴有局部缺血、发绀、麻木的外周血管痉挛)。过度使用可能导致药物滥用性头痛。腹膜后、心包膜和心脏瓣膜纤维化可能与长期用药有关。

二氢麦角胺应慎用于有外周血管疾病史、雷诺综合征以及心血管疾病(如不稳定型心绞痛、严重高血压)的患者。

在 24h 内,二氢麦角胺与曲坦类药物不能同用。二氢麦角胺与大环内酯抗菌药(克拉霉素、红霉素、罗红霉素)或美西麦角合用可能导致麦角中毒。

1.4.1.3 曲坦类药物

依来曲坦、那拉曲坦、利扎曲坦、舒马曲坦和佐米曲坦是选择性 5-HT$_{1B/1D}$ 受体激动药。由于首过代谢,舒马曲坦口服吸收迅速但吸收不完全且生物利用度低。出现恶心的患者鼻内给药更易于接受。皮下注射血药浓度峰值 30min 内出现，生物利用度明显高于口服和鼻内给药。

依立曲坦、那拉曲坦、利扎曲坦、佐米曲坦与舒马曲坦相比有更高的口服生物利用度。如果给予充足剂量，这种差别在临床中可能没有显著意义。那拉曲坦起效较慢，并且半衰期明显延长。利扎曲坦可以制成一种膜片，更适用于存在恶心呕吐问题的患者，其起效与其他口服曲坦类药物无差别。

此类药物不良反应通常较轻，包括头晕、疲劳、嗜睡以及身体上部的沉重感和紧缩感。缺血性心脏病、变异型心绞痛或者未控制的高血压病患者不应使用曲坦类药物。

已有曲坦类药物导致 5-羟色胺中毒报道，但是风险很低（见第 89 页）。在 24h 内，曲坦类药物与二氢麦角胺不能同用。

普萘洛尔（除外阿替洛尔和美托洛尔）显著增加利扎曲坦的血药浓度。CYP3A4 的抑制剂（如氟西汀、氟伏沙明、酮康唑、伊曲康唑、红霉素、克拉霉素、蛋白酶抑制剂、葡萄柚汁）能够显著增加依立曲坦的血药浓度。

1.4.2 预防偏头痛用药

1.4.2.1 β受体阻滞药

此类药物预防偏头痛时的确切作用机制尚不清楚。在偏头痛的预防中，**普萘洛尔、阿替洛尔和美托洛尔**有几乎相同的效果。

关于β受体阻滞药的更多信息，参阅《治疗指南：心血管病分册》。

1.4.2.2　美西麦角

美西麦角是一种半合成的麦角生物碱，有较强的 5-HT 受体拮抗作用，用于预防偏头痛。对于治疗急性偏头痛，美西麦角无效。

不良反应包括恶心、呕吐、胃肠道不适、急性下肢痛、嗜睡和头晕。严重的不良反应与长期用药有关，包括腹膜后、心包膜和胸膜纤维化。如果间断性用药（用 6 个月、停 1 个月），则并发这些严重不良反应的风险会减少。为预防停药有偏头痛复发，美西麦角应持续 1 周后逐渐减量停药。

1.4.2.3　苯噻啶

苯噻啶是 H_1 受体和 5-HT 受体拮抗药，同时具有弱的胆碱能激动作用。该药不是麦角衍生物，但是结构与三环类抗抑郁药相似。不良反应包括嗜睡、头晕、食欲和体重增加以及恶心。

1.4.2.4　维拉帕米

维拉帕米是非二氢吡啶类的钙通道阻滞药，用于预防偏头痛发作、偶发或慢性头痛。

关于维拉帕米的更多信息，参阅《治疗指南：心血管病分册》。

1.5　脑血管疾病用药

1.5.1　阿替普酶

阿替普酶（重组组织型纤溶酶原激活剂）在化学结构上与内源性组织纤溶酶原激活剂相同。阿替普酶通过静脉输液或动脉内给药。抗血小板药和抗凝血药禁用于溶栓后的前 24h，只有在明显的出血排除后才可开始使用。除出血外，主要的不良反应为不同严重程度的过敏反应（包括血管神经性水肿）。

1.5.2 阿司匹林

阿司匹林抗血小板的主要作用是不可逆地阻断 1 型环氧化酶（cyclo-oxygenase-1，COX-1），从而减少血小板中血栓素 A_2 和内皮细胞中前列腺素的合成。

血栓素促进血小板聚集和血管收缩。前列腺素抑制血小板聚集并使血管舒张。与内皮细胞不同，血小板不能再生 COX，所以阿司匹林的药理作用是减少血栓形成并延长出血时间。停药后，正常凝血功能的恢复依赖于新的全功能血小板的生成。

当需要立即的抗血小板作用时（如急性心肌梗死、不稳定型心绞痛或者急性缺血性卒中）推荐使用 150～300mg 的负荷剂量，这个剂量可以在 30min 内对血栓素调节的血小板聚集产生完全抑制。将药整片压碎、鼻饲或咀嚼能够更快速地吸收。

一旦负荷剂量下达到最大抑制作用，每日 30～100mg 阿司匹林可以针对新生成的血小板产生足够的、持续的抗血栓作用，同时尽量减少胃肠道不良反应。大于 300mg 的日剂量并不能得到更多的治疗收益，并且增加出现有临床意义不良反应的风险。不使用负荷剂量的情况下，100mg 的日剂量在 4～5 天内可以达到血栓素生成和血小板聚集的最大抑制。

阿司匹林禁用于有明确非甾体抗炎药（nonsteroidal anti-inflammatory drug，NSAID）过敏史（特别是 NSAID 诱发的哮喘）以及消化性溃疡活动期的患者。效益应该大于风险。更多信息，参阅"低剂量阿司匹林与消化性溃疡"——《治疗指南：胃肠病分册》。阿司匹林不能用于16岁以下儿童镇痛，因为其可能导致Reye综合征。外科手术或者外周皮下注射肝素都不是在血管性疾病中使用阿司匹林的禁忌，但出血将会增加。继续使用需要进行风险-效益评估。有报道同时使用阿司匹林和银杏提取物的患者出现自发性出血。建议如果阿司匹林和其他可能具有抗血小板作用的补充药物联合使用时应注意。

1.5.3 氯吡格雷

氯吡格雷属于噻吩并吡啶衍生物，是一种前体药物，通过两步细胞色素P450的代谢转化为它的活性代谢物。其通过不可逆地结合血小板上二磷酸腺苷（ADP）受体从而阻断附着纤维蛋白原的糖蛋白复合物Ⅱb-Ⅲa受体的激活。其在整个血小板的生命周期内（8~10天）抑制血小板聚集。

75mg氯吡格雷的日剂量在5~7天内通常达到最大血小板抑制。如果需要达到更快的起效时间（数小时内），可以试用300mg的负荷剂量。

氯吡格雷的活化涉及多种细胞色素P450酶，主要是CYP2C19，其导致患者间敏感性的差异，而CYP基因的变异使其在血小板上的表达减少。此外，竞争性抑制CYP2C19的药物相互作用，可能使其药效减弱，如质子泵抑制剂（参见《治疗指南：胃肠病分册》）。使用氯吡格雷或其他延长出血时间的药物时应注意出血风险的增加。氯吡格雷可能与血栓性血小板减少性紫癜有关。

尽管在临床试验中氯吡格雷胃肠出血的发生频率较低，但氯吡格雷不良反应与阿司匹林相似。

1.5.4 双嘧达莫

双嘧达莫抑制磷酸二酯酶，增加血小板内环磷酸腺苷

（cAMP）的浓度，从而有效抑制血小板激活。双嘧达莫还通过同时刺激前列腺素生成及增加血管平滑肌内环磷酸鸟苷（cGMP）水平导致血管舒张。

在卒中的二级预防中，双嘧达莫 200mg 和阿司匹林 25mg 的复方缓释制剂已经证实比单用阿司匹林更有效，而且不会显著增加胃肠道不良反应。双嘧达莫单用的抗血小板活性和阿司匹林相似，可以用于阿司匹林和氯吡格雷不耐受的患者。

双嘧达莫经常引起头痛、面部潮红、低血压和头晕。可以通过以日剂量的一半（最好在晚间服药）开始治疗 1 周，之后再增加至全部的治疗剂量，来减少上述不良反应。其他不良反应包括恶心、呕吐和腹泻。

1.5.5 尼莫地平

尼莫地平，一种二氢吡啶类钙通道阻滞药，通过抑制钙离子经细胞膜上的电压门控性通道内流，松弛平滑肌。其具有高度亲脂性，使其能够通过血脑屏障并优先作用于脑动脉。相比其他钙通道阻滞药它的心血管作用较小。尼莫地平用来减少蛛网膜下腔出血患者血管痉挛引起的神经系统缺血的风险，但确切的作用机制还不明确。

尼莫地平可以口服、持续静脉输注或动脉内给药。尽管口服给药吸收迅速且完全，但由于广泛的首过代谢，其生物利用度低且变化很大。口服给药必须全天严格每 4h 给药一次。

尼莫地平可能引起剂量相关的外周血管扩张作用（如低血压、头痛、面部潮红、心动过缓）。如果低血压一直存在，可能需要减少尼莫地平剂量。静脉注射尼莫地平时需通过中心静脉注射以减少静脉炎的风险。由于吸附的问题，应避免使用聚氯乙烯（PVC）输液器。

CYP3A4 抑制剂可能增加尼莫地平的低血压不良反应。

1.6 免疫调节药和免疫抑制药

1.6.1 硫唑嘌呤

硫唑嘌呤转换为硫嘌呤——一种具有强大抗炎作用的免疫抑制药。

在治疗开始的前几周，硫唑嘌呤可能引起超敏反应，包括精神萎靡、头痛、恶心、呕吐、腹泻、发热、寒战、皮疹、肌痛、关节痛、低血压、肝功能异常、胰腺炎和肾损伤。这些干扰可能被误认为是潜在疾病的表现。与硫唑嘌呤有关的恶心可以通过剂量调整解决。其他不良反应包括骨髓毒性、肝毒性、增加感染可能性、脱发、皮肤癌及其他恶性肿瘤。

别嘌醇通过抑制硫唑嘌呤和硫嘌呤的代谢，显著增加其作用和毒性。通常应避免联合用药；然而，如果它们的使用不可避免，硫唑嘌呤的剂量应减少 75%，同时应密切监测患者情况。

> 如果可能，避免硫唑嘌呤或硫嘌呤与别嘌醇同用。

之后需要定期检测，进行全血细胞计数、肝生化和肾功能检查。同时建议每年进行皮肤检查检测早期皮肤癌。

硫嘌呤甲基转移酶（thiopurine methyltransferase, TPMT）是负责将硫嘌呤转化为无活性代谢产物的酶。应监测 TPMT 基础水平。缺乏这种酶的个体极其容易发生硫唑嘌呤相关的骨髓抑制，特别是当他们还同时使用其他抑制 TPMT 的药物，如柳氮磺吡啶、奥沙拉秦或美沙拉嗪。TPMT 测定并不能判定所有患者严重毒性的风险，而且仍然建议密切监测血细胞计数。高水平 TPMT 的患者可能需要更高剂量的硫唑嘌呤。

1.6.2 皮质类固醇

天然的皮质类固醇类具有抗炎（糖皮质激素）和保盐（盐皮质激素）的特性。人工合成糖皮质激素类化合物（如甲泼尼龙、泼尼松龙、泼尼松）主要应用其强效免疫抑制和抗炎的作用。氟氢可的松的盐皮质激素作用主要用于治疗直立性低血压。

泼尼松是泼尼松龙的前体药物。肝脏功能正常时它会迅速转化成泼尼松龙。除肝脏功能严重损伤情况外，认为泼尼松、泼尼松龙在临床上是等效的，而且可以交替使用。在本指南中泼尼松（龙）既可以指泼尼松龙也可以指泼尼松。

1.6.2.1 剂量

应考虑患者的体重和年龄以及所治疗疾病的严重程度，指导全身应用皮质类固醇的给药方案。通常，应当使用能够达到需要的临床预期的最小剂量。低剂量用于产生抗炎作用，而高剂量用于产生免疫抑制作用。泼尼松（龙）通常在清晨给予一个日剂量以模拟人体正常的皮质类固醇分泌峰。

皮质类固醇治疗可以抑制下丘脑-垂体轴。剂量、疗程以及患者的个体特征会影响这种作用的发生和程度。泼尼松（龙）每日多于 10mg（或等效剂量的皮质类固醇）超过 3 周的治疗足以导致有显著临床意义的肾上腺抑制，在出现并发症、创伤或手术应激时应及时进行皮质类固醇替换。对于服用皮质类固醇而术前未增加剂量的患者，艾迪生病（肾上腺）危象为手术应激后的 6～12h。更多信息参阅《治疗指南：内分泌分册》。

(1) 减少剂量（逐渐减量）

停止皮质类固醇治疗时，考虑逐渐减量以避免肾上腺功能不全。对多数患者而言，逐渐减量可以确保不会诱发他们的基础疾病（特别是慢性炎症，如巨细胞性动脉炎）。逐渐减量的速度取决于患者先前的剂量、疗程以及基础疾病情况。

1.6.2.2 不良反应

如果治疗剂量或持续时间足够，不良反应是全身皮质类固醇治疗不可避免的结果，因为绝大多数不良反应都是剂量依赖性的激素生物效应。全身皮质类固醇治疗的主要不良反应的总结，见表1-1。

表1-1 皮质类固醇治疗的重要并发症[①]

糖皮质激素

- 股骨头缺血性坏死
- 皮肤反应（如皮肤萎缩、紫癜、瘀斑、褶皱、多毛症）
- 消化道反应（如消化不良、消化性溃疡、消化道出血）
- 生长迟缓——儿童需要监测
- 免疫抑制、感染风险增加
- 影响代谢（如高血糖、高甘油三酯血症）
- 肌病
- 眼部影响，特别是眼压升高和白内障
- 骨质疏松
- 肾上腺抑制
- 心理和睡眠障碍（如兴奋、抑郁、偏执性精神病）
- 体重增加和脂肪再分配

盐皮质激素

- 高血压
- 低钾性碱中毒
- 钠潴留效应（水肿）

① 大多数不良反应与长期治疗有关，但也不排除短期应用。

更多关于这些不良反应以及减少不良反应的对策将在下文进行讨论。

以大于泼尼松龙每日 5～7.5mg 的等效剂量连续的皮质类固醇治疗，或接受频繁皮质类固醇冲击的患者需要面对**骨密度丢失**导致骨质疏松的风险。皮质类固醇剂量越高，骨质疏松的风险越大。在皮质类固醇治疗开始后会迅速出现骨矿物质密度丢失。

如果皮质类固醇治疗预期持续超过 1 个月，减少骨密度丢失的措施应在皮质类固醇治疗启动后尽快开始。

> 如果皮质类固醇治疗超过 1 个月，应减少骨密度丢失。

需要考虑的关键问题有：

- 在有可能的情况下进行负重运动；
- 摄入足量钙；
- 视患者病情，测量并补充维生素 D；
- 从长期皮质类固醇治疗开始时监测骨密度；
- 视患者病情，进行双膦酸盐类治疗。

关于预防骨质疏松的讨论，参阅《治疗指南：内分泌分册》。

缺血性坏死（局部缺血）会影响多处骨骼，但最常见的是股骨近端。这是皮质类固醇治疗罕见的特异质不良反应，在暴露于超过每日 20mg 泼尼松（龙）的剂量（或等效价的其他皮质类固醇）时发生更普遍。皮质类固醇暴露到发展为缺血性坏死的时间可长达数年，这使得诊断十分困难。发病机制和这种情况下的治疗仍存在争议。

高血糖经常伴随高剂量皮质类固醇治疗，应当监测血糖浓度《治疗指南：内分泌分册》。

在进行超生理剂量皮质类固醇治疗的患者中由于皮质类固醇的免疫抑制剂作用，**感染**更为常见。皮质类固醇同时还能掩盖感染的早期症状，导致诊断延误、耽误治疗并导致更多的严重临床后果。结核杆菌感染的复发十分常见，因此在开始使用皮质类固醇进行免疫抑制治疗前，应考虑筛查活动的或潜伏的结核。对于存在感染风险并长期口服高剂量皮质类固醇的患者应考虑预防耶氏肺孢子菌（卡氏肺孢子菌）感染。要获得更多的信息，参阅《治疗指南：抗生素分册》。

电解质紊乱如钠潴留和钾耗竭发生在氟氢可的松治疗以及高剂量的其他皮质类固醇治疗的患者中。所有的皮质类固醇都增加钙的排泄。

1.6.2.3 高剂量静脉皮质类固醇治疗

高剂量甲泼尼龙静脉泵入用于神经诱导缓解。这只能在专科医生指导下进行。主要的不良反应是感染，而这也是大多数报道的这种治疗方案死亡病例的死因。其他不良反应包括神经系统并发症（如癫痫发作、躁狂、精神病）、呃逆、严重关节痛、缺血性坏死和肌痛。

同时还报道存在心脏毒性（即心律失常、循环衰竭、心脏骤停），这与输液过快造成的液体和电解质状况的突然变化有关。甲泼尼龙琥珀酸钠必须稀释且输注时间大于 30min。

尽管各方面建议不同，但是为了使心脏毒性减到最小，建议稀释至 1mg/mL，500mg 输注时间大于 2h，1g 输注时间大于 3h。必须配备心脏监测设备。

在开始这种治疗前，血钾水平应在 4mmol/L 或者更高。需要监测血糖水平，如果需要，使用口服降糖药或胰岛素控制血糖（参阅《治疗指南：内分泌分册》）。

1.6.3 环磷酰胺

环磷酰胺具有抑制有丝分裂和免疫抑制的双重功效。它对淋巴细胞有杀伤作用。它是一种氮芥类似物，在体内转化为活性代谢产物。

由于毒性使其应用受到了限制。环磷酰胺最常见的和潜在的严重不良反应是骨髓抑制，尤其是中性粒细胞减少。尽管患者已经耐受环磷酰胺数个月，仍然经常会出现白细胞计数逐渐下降，最终仍需要调整剂量。

其毒性代谢产物（丙烯醛）的蓄积会导致出血性膀胱炎。出血性膀胱炎的预防策略包括适当补水（每天摄入3L水，促进频繁排尿），口服剂量在清晨使用足量的水送服，并且在环磷酰胺治疗特别是静脉注射时使用美司钠。美司钠结合丙烯醛进而减少其膀胱毒性。美司钠可以口服或静脉给药。对于严重肾损伤的患者，环磷酰胺应该减少剂量。

其他不良反应包括恶心、呕吐、不适、脱发。长期服用会增加膀胱癌发生的风险。有继发骨髓障碍包括继发白血病的报道。环磷酰胺有致畸作用。

使用环磷酰胺的患者如无过敏反应都应考虑使用甲氧苄啶＋磺胺甲噁唑预防耶氏肺孢子菌（卡氏肺孢子菌）肺炎。甲氧苄啶＋磺胺甲噁唑也可能导致骨髓抑制。要获得更多的信息，参阅《治疗指南：抗生素分册》。

在开始环磷酰胺治疗前应建立完整的全血细胞计数和肾功能监测方案。细胞计数处于边缘的患者需要更频繁地监测。如果患者中性粒细胞减少或白细胞减少，应该暂停用药。应规律进行尿常规检查，建议患者如出现排尿困难及时报告。当怀疑膀胱炎或者出现有/无症状的尿常规检查异常时应当进行膀胱镜检查。如果确诊为膀胱炎，这是进一步使用环磷酰胺的禁忌证。

1.6.4 环孢素

环孢素是一种强效免疫抑制药，其抑制活化 T 细胞释放细胞因子。口服吸收和生物利用度不稳定，取决于给药时间、患者人群和给药剂型。不同厂家的口服环孢素具有不同的生物利用度，因此不同厂家的药品间剂量不能直接互换。

环孢素具有很高的潜在毒性，只能在具有用药经验的专科医生指导下使用。主要的不良反应是可逆的肾损伤和高血压。其他常见的不良反应包括多毛症、牙龈增生、胃肠紊乱、胰腺炎、体重增加、水肿、肝功能异常、高脂血症、贫血及其他血液学异常、中枢神经系统紊乱（如震颤、疲劳、头痛）以及手足灼烧感。也有可能发生高钾血症、低镁血症及高尿酸血症。有报道称恶性肿瘤和感染的概率会增加。

有许多药物可以增加或干扰环孢素的作用，因此在改变患者用药时应检查潜在的药物相互作用。

基础评估应包括全血细胞计数、肾功能和电解质、肝生化、空腹血脂和血压。治疗专家建议上述这些应该定期监测。同时建议每年进行皮肤检查以诊断早期皮肤癌。用于除移植以外的适应证时，环孢素不需要进行常规的血药浓度监测；然而血药浓度监测可以指导高剂量的应用。对治疗没有效果的患者也可以通过治疗药物监测排除依从性差和吸收问题从而获益。

1.6.5 醋酸格拉默

醋酸格拉默是由四种氨基酸构成的合成肽的混合物。它用于多发性硬化的控制，似乎显示出模拟髓鞘碱性蛋白的抗原特性。关于不良反应的更多信息，参阅第 144 页。

1.6.6　免疫球蛋白

静脉注射免疫球蛋白是一种由 IgG 组成的血液制品，还含有微量的 IgA、IgM、IgG 二聚体及其他血浆蛋白。筛查程序和改善的制剂技术意味着乙肝病毒、丙肝病毒及其他一些血液传播的病毒将不会出现，但是仍应谨慎。

不良反应包括心动过速、胸闷、头痛、腰痛、发热以及轻微血压升高。这些症状会在减慢输液速度或停药后减轻。严重的不良反应罕见，包括 Coombs 阳性的溶血性贫血和过敏反应。然而由于过敏的风险，静脉注射免疫球蛋白禁用于选择性 IgA 缺乏症的患者。

1.6.7　干扰素-β

干扰素-β 具有抗病毒和免疫调节的双重作用，其治疗多发性硬化的药理作用尚不明确，干扰素-β 1a 拥有和内源性人类干扰素-β 完全相同的氨基酸序列，可以通过皮下或肌内注射，干扰素-β 1b 为皮下注射。

关于不良反应及监测的内容，参阅第 143 页。

1.6.8　甲氨蝶呤

甲氨蝶呤是一种叶酸拮抗剂，具有细胞毒性、免疫抑制及抗炎作用。

应告知患者每周给药的重要性，并固定在每周的同一天给药。同时告知患者如果超过推荐剂量可能出现严重毒性的风险。

> 向患者强调每周给药而不是每日给药的重要性。

静脉注射甲氨蝶呤有时用于难治性疾病。补充叶酸可以减少如恶心和口腔溃疡等不良反应的风险，建议在以每周10mg 的剂量进行甲氨蝶呤治疗时补充叶酸，最好不在使用甲氨蝶呤的同一天服用叶酸。

甲氨蝶呤耐受性一般较好，最常见的不良反应是恶心和口腔溃疡，随着继续用药会减轻。合用叶酸、减少甲氨蝶呤剂量或使用非肠道甲氨蝶呤可以限制不良反应发生。肝生化异常较常见，特别是糖尿病、肥胖、肾功能异常、病毒性肝炎或酒精摄入过量的患者。这些患者应慎重使用甲氨蝶呤。

甲氨蝶呤可引起白细胞减少、血小板减少和贫血。这些血液学事件发生频率较低，但是在肾功能减退的老年患者和患有急性疾病（如病毒感染、脱水）的患者中增加。当患者感觉非常不适时应暂时停止治疗。

轻度肾损伤的患者使用甲氨蝶呤时应减少剂量，甲氨蝶呤禁用于中至重度肾损伤。对于吸烟和低蛋白血症或肾损伤的患者肺毒性更常见。

甲氨蝶呤还与皮疹、月经过多、肺炎、疲劳、脱发及抑郁有关。

甲氨蝶呤有很多潜在的具有临床意义的药物相互作用，一方面由于消除减少（如与青霉素类、磺胺类合用），另一方面增强药理作用（如同样拮抗叶酸的甲氧苄啶、氨苯蝶啶合用）。改变患者用药时应检查潜在药物相互作用。

由于甲氨蝶呤的毒性，应为实验室监测和之后的随诊设立提醒系统。

应进行全血细胞计数、肝生化和肾功能的基础水平检查和后续定期检查。肝生化异常的患者应该进行更频繁的监测；如果指标超过正常值上线的3倍应停药（如肝生化恢复正常后可以重新以低剂量开始用药）。如果停用甲氨蝶呤后转氨酶仍然持续升高而无好转，需要进行肝活检；或基础检查提示存在已知肝脏疾病或酒精摄入过量，也需进行肝活检。

患者应在开始甲氨蝶呤治疗前1年内进行胸部X线检

查，并考虑进行病毒血清学检查（乙型肝炎、丙型肝炎、HIV）。

1.6.9 米托蒽醌

米托蒽醌是一种用于控制多发性硬化的细胞毒性药物。该药会产生骨髓抑制进而增加继发性急性髓细胞性白血病的风险。更多关于不良反应及监测的信息，参阅第 146 页。

1.6.10 那他组单抗

那他组单抗是一种白细胞 α-4 整合蛋白的重组单克隆抗体，用于控制多发性硬化。认为其抗炎作用是通过抑制白细胞进入中枢神经系统来实现的。

那他组单抗与进行性多灶性白质脑病（progressive multifocal leukoencephalopathy，PML，一种罕见的致命的脱髓鞘脑病）相关。关于 PML 的更多信息及其他不良反应，参阅第 144 页。

那他组单抗只能通过严格的分配程序获得，处方、调配、管理那他组单抗的卫生技术人员都需要通过特殊培训。

1.7 肌肉松弛药

1.7.1 巴氯芬

巴氯芬是一种 γ-氨基丁酸 B 型（GABA$_B$）受体激动剂，通过抑制兴奋神经递质在脊髓层面的释放减少肌肉痉挛和肌张力障碍。在顽固性痉挛病例中，巴氯芬可以通过持续鞘内注射给药，避免为穿透血脑屏障而大剂量口服所产生的不良反应（鞘内注射的剂量大约为口服剂量的 1%）。

巴氯芬可能引起虚弱、嗜睡、头晕、疲劳、头痛、失眠、混乱、共济失调、呼吸和心跳抑制。还可能引起尿频、排尿困难、便秘及恶心。由于突然停药可能导致激动、谵妄及间歇性抽搐，巴氯芬应该缓慢停药（不少于1～2周）。

1.7.2 丹曲林

丹曲林直接作用于骨骼肌，抑制钙离子介导的肌原纤维收缩，进而降低肌张力，减轻抽筋和痉挛。该药对神经传导通路没有影响，与巴氯芬及地西泮相比，中枢不良反应更少。丹曲林和地西泮在治疗不同的上运动神经元异常引起的肌肉痉挛中同样有效。然而，地西泮较多引起嗜睡，而丹曲林较多引起肌肉无力。

大多数通过使用丹曲林而减轻肌痉挛的患者会有肌肉无力加重。因此，对于那些卧床的患者，它主要是有益的。

最常见的不良反应是肌无力，可能导致口齿不清、流涎、膀胱功能障碍。其他不良反应如嗜睡、头晕及腹泻常是短暂的且与剂量相关，如果腹泻加重，需要暂时停药。罕见发生肝毒性，而且可能是不可逆的，需要检查肝生化基础状态并在治疗过程中定期检查。

1.8 神经肌肉疾病用药

1.8.1 肉毒毒素

A型肉毒毒素（由肉毒杆菌产生）能阻断胆碱能神经元释放乙酰胆碱，从而诱发化学去神经化。这会导致肌肉丧失紧张性和收缩能力，随后会引起肌萎缩。由于神经元的末端轴突生长出新的运动终板，这种毒性随时间会慢慢消退，完全恢复大概需要3～4个月。由于效价不等，市面上能够获得的肉毒毒素不能互换。

在治疗如局灶性肌张力障碍等不自主运动的情况下，局部注射肉毒毒素特别有效。肉毒毒素有一个公认的但了解甚少的对于疼痛（如头痛）的作用。它还用于减少帕金森病和脑性瘫痪患者的流涎症状。

未参与产生肌张力障碍的肌肉在注射过程中不慎被注射或者受到注射部位扩散的影响，会产生不良反应，从而导致意料之外的肌肉松弛。有超敏反应（如皮疹、流感样症状）的报道。在长期治疗后可能产生抗体，可能与剂量的大小和给药频次有关。

1.8.2　吡斯的明

吡斯的明可逆性地抑制催化乙酰胆碱水解的乙酰胆碱酯酶，进而增加神经肌肉接头的乙酰胆碱浓度，使神经递质更有效地与导致重症肌无力的抗体竞争乙酰胆碱的结合位点。吡斯的明只提供对症治疗的收益，不能改变重症肌无力的病程，而且随着治疗的延续，它的作用可能逐渐减弱。

吡斯的明的口服吸收很少而且存在个体差异，并且可能需要频繁地调整剂量以适应症状波动、活动水平和个体反应。如果重症肌无力的症状为吞咽困难，吡斯的明可以在餐前半小时服用以帮助进食。避免过高的剂量十分重要，因可能引起去极化阻滞或胆碱能危象（如麻痹、癫痫发作、呼吸抑制及心脏骤停），这些症状很难与重症肌无力危象区分。

毒蕈碱样不良反应如痉挛性腹痛、腹泻及唾液分泌过多可以通过使用阿托品或丙胺太林缓解。也可能发生心动过缓、出汗及胃酸分泌增多。吡斯的明应慎用于哮喘、心脏传导阻滞、癫痫、甲状腺功能亢进症、青光眼、帕金森病及消化性溃疡的患者。

1.8.3　利鲁唑

利鲁唑是一种神经保护药，用于治疗运动神经元疾病（肌萎缩性脊髓侧索硬化症）。认为该药通过抑制突触前谷氨酸释放，非竞争性阻断 NMDA 受体，灭活电压依赖性钠通道发挥作用。

利鲁唑应空腹服用，因为高脂饮食大幅降低吸收的速率和程度。

常见的不良反应包括无力、头晕、嗜睡及恶心。尽管罕见，血象异常包括中性粒细胞减少仍然可能发生。利鲁唑可能引起肝酶升高，通常在用药 3～6 个月，所以推荐进行肝生化基础水平检查并定期监测。如果转氨酶水平超过正常值上限 5 倍应停药。

1.9 治疗膀胱综合征用药

1.9.1 抗胆碱药

抗胆碱药松弛逼尿肌并降低膀胱内压，进而使膀胱松弛并增加容积。主要的不良反应是外周抗胆碱能作用（如口干、便秘）。

奥昔布宁同时具有抗胆碱能和直接的肌肉松弛作用。奥昔布宁治疗急迫性尿失禁的临床疗效可能是由于其解痉和抗胆碱能作用共同作用的结果。奥布西宁改善逼尿肌功能失调的主客观指标，至少和其他抗胆碱药一样有效。当口服用药时，奥昔布宁经肝脏和肠道壁代谢为活性代谢产物，该代谢产物对唾液腺毒蕈碱受体的亲和力高于膀胱中的毒蕈碱受体。奥昔布宁经皮肤给药可以绕过这种代谢，因而具有更稳定的血药浓度并减少发生抗胆碱能不良反应的可能性，特别是口干。

托特罗定是一种竞争性抗胆碱药，对膀胱中的毒蕈碱受体亲和力高于唾液腺。托特罗定的疗效和奥昔布宁相似。

达非那新和索利那新选择性阻断 M_3 受体（主要负责逼尿肌收缩的毒蕈碱受体亚型）。这可以降低认知和心脏不良反应（主要由阻断分别位于大脑和心脏的 M_1、M_2 受体所致）的发生率。然而，该药对于唾液腺的临床意义尚不确定。

丙胺太林阻断所有的毒蕈碱受体，因此可能出现抗胆碱能不良反应的问题。由于食物显著减少其吸收，丙胺太林应空腹服用。

1.9.2 三环类抗抑郁药

阿米替林和**丙米嗪**增加膀胱出口阻力的药理作用是由于增强位于膀胱基底层及近端尿道的平滑肌（α 受体多于 β 受体）中 α-肾上腺素的作用。这些药物有显著的抗胆碱能作用，但对于膀胱逼尿肌作用很弱。

虚弱、疲劳、嗜睡及直立性低血压是常见的不良反应，并可以通过在晚间服药及逐渐进行剂量调整来减少。对于老年人更容易出现抗胆碱能症状的问题，如口干、视物模糊、便秘、心动过速及谵妄。三环类抗抑郁药应慎用于确诊为心脏传导阻滞的患者，因为这类药物可能引起 Q-T 间期延长。

三环类抗抑郁药与其他 5-羟色胺类药物合用，存在 5-羟色胺中毒的可能性。然而使用低剂量（25～75mg）三环类抗抑郁药治疗膀胱症状时，这种风险很低。

关于这类药物的更多信息，参阅《治疗指南：精神病分册》。

1.10 梅尼埃病用药

1.10.1 倍他司汀

倍他司汀是一种组胺的类似物，对外周和中央前庭系统的突触后 H_1 受体有弱激动作用，对突触前 H_3 受体有拮抗作用。倍他司汀的药理作用包括增加前庭蜗神经血流，增加组胺的合成和释放，进而促进前庭代偿。该药不能用于活动性消化性溃疡的患者。尽管不良反应罕见，仍有发生皮疹、胃肠道紊乱、头痛的报道。

第 2 章

癫　痫

癫痫（Epilepsy）被定义为具有反复发作倾向的癫痫发作。约有半数患者不会经历第二次癫痫发作，因此不能诊断为癫痫。癫痫可能是原发疾病，亦可能是其他脑功能障碍（如脑肿瘤、外伤、卒中）的一种表现，后者需要治疗原发病。本章仅涉及癫痫发作的预防和治疗，而不涉及癫痫发作的病因治疗。

癫痫由癫痫发作类型以及相关特征（如发病年龄、癫痫发作时间、癫痫发作、临床病程、治疗反应）所定义的一系列综合征或疾病组成。最好将癫痫发作视为一种症状。部分性（或局灶性）发作［partical（focal）seizures］指起源于一侧大脑半球的癫痫发作，而全面性发作（generalized seizures）指发作后迅速分布于双侧大脑半球的癫痫发作。术语"特发性"（idiopathic）是指主要由遗传因素引起的全面性癫痫，且癫痫是其主要或唯一的症状。即使没有癫痫家族史，亦不排除遗传因素的可能。

最近，国际抗癫痫联盟（International League Against Epilepsy）对癫痫发作和癫痫综合征的分类做出了修订，但对所提出修改建议的采纳程度仍有待揭晓。因此，这里仍使用旧的分类方法，括号中将显示修订后术语。癫痫发作分类见表 2-1；癫痫综合征分类见框 2-1。发作和癫痫综合征不同类型的描述见术语表（第 249～253 页）。

治疗癫痫时，准确诊断癫痫的类型至关重要，因为癫痫发作类型影响药物的选择。若可能，癫痫综合征也应该被诊

表 2-1　癫痫发作的分类[①]

全面性发作	部分性(局灶性)发作
失神发作 肌阵挛发作 强直-阵挛发作 强直发作 失张力发作	单纯部分性发作(局灶性发作,无意识障碍[②]) 复杂部分性发作(局灶性发作,伴意识障碍[②]) 继发性全面性发作(局灶性发作,泛化为双侧强直-阵挛发作[②])

① 基于 1981 年国际抗癫痫联盟对癫痫发作的分类。

② 修订的分类,基于 2005～2009 年国际抗癫痫联盟报告。

断,因为这也可能影响药物选择、预后告知和随访指导。癫痫是一种临床诊断,高度依赖于对癫痫发作时的描述。目击者的描述或视频对排除其他原因造成的意识丧失,如晕厥,显得尤为重要。脑电图可提供支持性的证据。

框 2-1　癫痫综合征的分类[①]

全面性癫痫
- 特发性(遗传性[②]):
—儿童失神癫痫;
—青少年失神癫痫;
—青少年肌阵挛癫痫;
—觉醒时强直-阵挛发作的癫痫。
- 症状性(结构性或代谢性):
—Lennox-Gastaut 综合征。

部分性(局灶性[②])癫痫
- 特发性(遗传性或不明原因[②])(如伴有中央-颞部棘波的良性儿童癫痫)。
- 症状性(如中央颞叶癫痫)。

不能确定部分性(局灶性[②])或全面性的癫痫
- 新生儿癫痫发作。
- West 综合征(婴儿痉挛症)。

特殊类型的癫痫综合征
- 高热惊厥。
- 孤立性发作或癫痫持续状态。
- 代谢性和中毒诱发的癫痫发作。

① 基于 1989 年国际抗癫痫联盟对癫痫综合征的分类。

② 修订的分类,基于 2005～2009 年国际抗癫痫联盟报告。

2.1 首次癫痫发作

大约50%患者在首次癫痫发作后不会再次发作，因此不需要治疗。相反，如果超过24h出现两次或两次以上癫痫发作，大多数患者以后将继续出现癫痫发作，此时需要接受治疗。伴有中央-颞部棘波的良性儿童癫痫发作很少，因此并不总是建议给予治疗。

部分性（局灶性）发作、脑电图提示痫样放电、神经系统阳性体征和影像学提示病变的患者癫痫复发的风险增加。此时，首次癫痫发作后应该给予治疗。然而，药物的选择需要考虑患者的个人情况（如工作性质、爱好、驾驶情况）、癫痫发作严重程度以及患者的偏好。

在癫痫发作高风险的情况下，如创伤性脑损伤、脑肿瘤、脑外科手术，不建议预防性使用抗癫痫药。

应给予患者生活方式和驾驶方面的建议（见下文"癫痫治疗的一般措施"内容）。

2.2 癫痫治疗的一般措施

癫痫的管理不仅包括抗癫痫药的使用，也包括对相关生活方式的建议。睡眠剥夺、过量饮酒、非法摄入兴奋剂、抗组胺药以及精神心理压力可诱发癫痫发作。一些处方药物（如安非他酮、曲马多、哌替啶）可诱发癫痫发作，因此应尽可能避免使用。三环类抗抑郁药能降低癫痫发作的阈值，但治疗剂量范围内的选择性5-羟色胺再摄取抑制药（selective serotonin reuptake inhibitors，SSRIs）、5-羟色胺和去甲肾上腺素再摄取抑制药（serotonin and noradrenaline reuptake inhibitors，SNRIs）似乎并不能诱发癫痫发作。虽然抗精神病药也可能诱发癫痫发作，但是癫痫并非应用抗精神病药的绝对禁忌证。

应警告患者，突然停用抗癫痫药可能诱发癫痫持续状态。

应告知患者需避免独自游泳或洗澡、攀岩或操作机器等，因为在这些情况下发作特别危险。司机患有癫痫时，应告知患者有向当地交通管理部门说明情况的法律义务，不建议其在获得交通管理部门许可前开车。一些州仍需要在当局的检查下，强制医生提交报告，尽管大多数神经病学家认为会适得其反。国家适合驾驶标准可从 Austroads 网站（www. austroads. com. au/aftd）下载。如果对患者是否适合驾驶存有任何疑问，或担心证明患者不适合驾驶将破坏与患者的关系，医生可避免作出患者是否适合驾驶的鉴定，仅向交通管理部门提供客观信息。

癫痫突发非预期死亡（sudden unexpected death in epilepsy，SUDEP）在新确诊患者中发生率为 0.09/1000 人年，在癫痫发作控制不佳患者中发生率为 9/1000 人年。因为尚无方法能够预防 SUDEP，是否应该常规告知患者和家属 SUDEP 的风险存在争议。然而，一项英国调查显示大多数癫痫患儿的家人愿意了解 SUDEP。

2.3 抗癫痫药治疗的一般原则

药物治疗的目的是完全控制癫痫发作且无不良反应。但是这通常不能实现，可能需要采取折中方法。癫痫的一般起始治疗方案总结于图 2-1 中。

选择抗癫痫药的目的是寻找最适合患者的药物。丙戊酸钠是治疗全面性癫痫的一线药物；主要就疗效而言，通常认为卡马西平是治疗部分性（局灶性）癫痫的一线药物。然

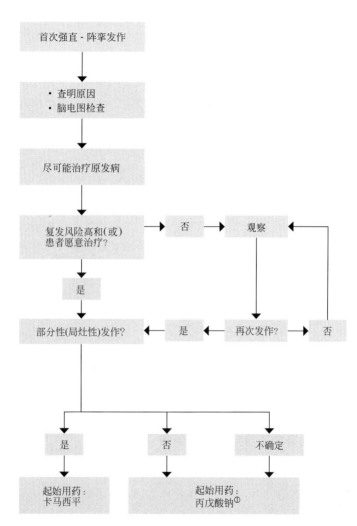

图 2-1 癫痫的起始治疗

①关于育龄期妇女丙戊酸钠使用的讨论，见"女性抗癫痫药治疗"（第 69 页）。

而，除了疗效还有很多因素影响药物选择，尤其当一线药物治疗无效或禁忌时。一些影响因素列举在框2-2中。

框2-2　选择抗癫痫药需考虑的因素①

- 综合征的治疗疗效。
- 确定综合征诊断；如果不确定，考虑对部分性(局灶性)癫痫和全面性癫痫均有效的药物，如丙戊酸钠、左乙拉西坦、拉莫三嗪和托吡酯。
- 年龄(婴儿更容易出现丙戊酸钠的肝毒性)。
- 计划妊娠；如有可能，避免育龄妇女使用丙戊酸钠(见第70页)。
- 不良反应②：
  　—对体重的影响：丙戊酸钠和普瑞巴林可使体重增加；托吡酯可使体重减轻；
  　—对认知的影响：苯巴比妥和托吡酯更可能引起镇静或认知功能损害，如果服药前即有认知障碍则可能被忽视；苯二氮䓬类药物和苯妥英更可能引起儿童镇静作用；
  　—对面容的影响：苯妥英可引起多毛、牙龈增生和面部粗糙；丙戊酸钠可引起脱发。
- 价格。
- 使用方便性。
- 血液监测需求。
- 药代动力学。
- 药物相互作用：使用避孕药(见第69页)或华法林。
- 达到治疗剂量的时间：如苯妥英可在开始治疗时就达到治疗剂量，拉莫三嗪和托吡酯要求缓慢加量。
- 可用的制剂类型：如静脉制剂、婴儿制剂、液体、刻痕片。

① 这些因素中一些取决于药物，一些取决于患者，一些取决于二者。
② 抗癫痫药的常见不良反应见第1～16页。

2.3.1　开始抗癫痫药治疗

　　抗癫痫药应从小剂量开始，然后缓慢加量至初始目标剂量。这对拉莫三嗪来说尤其重要，因其快速加量会引起严重的皮肤反应。苯妥英是个例外，初始即可给予目标剂量或负荷剂量。

抗癫痫治疗应从一种药物开始。初始目标剂量是基于常规有效剂量（如苯妥英）或血药浓度。如果癫痫继续发作，应增加药物剂量至癫痫不再发作或药物最大剂量为止。药物最大剂量取决于患者和药物本身：

- 略低于药物中毒剂量；
- 如果超过该剂量，很可能会产生剂量相关的毒性作用或无法达到治疗效果；
- 使患者血药浓度接近目标范围的上限值（对于苯妥英而言）。

2.3.2　增加第二种抗癫痫药

如果癫痫发作仍然不能控制，应加用第二种抗癫痫药。持续联合用药，且第二种药物的剂量需根据第一种药物进行调整。如果联合疗法有效，可以逐渐撤停第一种药物来判断单用第二种药物治疗是否有效，但是很多患者更倾向于继续联合疗法而不是承担癫痫再次发作的风险。若果联合疗法无效，应逐渐撤停其中一种药物，并更换为其他药物（见"难治性癫痫"，第65页）。

2.3.3　撤停抗癫痫药

抗癫痫药应该逐渐停药。撤停抗癫痫药通常需要6周，但撤停巴比妥类药物和苯二氮䓬类药物可能需要更长时间（长达6个月）。抗癫痫药的撤停，见"终止抗癫痫药治疗"（第65页）。

2.4　癫痫监测

应告诉患者书写癫痫日记。一些患者不知晓自己的癫痫发作史，必要时应询问患者家属。

应制订特殊的调查问卷来明确患者是否存在药物不良反应，尤其当新近使用一种药物时。

对于无症状的患者，不建议通过化验来明确特定的器官毒性。一些情况下，监测血药浓度或许有助于判断。更多信息，见附录1。

2.5 全面性癫痫

2.5.1 儿童和青少年失神癫痫

儿童失神癫痫（childhood absence epilepsy）（原名癫痫小发作）发病年龄一般为 4～9 岁，青少年失神癫痫（juvenile absence epilepsy）为 10～15 岁。乙琥胺和丙戊酸钠等效，但乙琥胺耐受性更好。然而，不同于丙戊酸钠，乙琥胺不能预防之后出现的全面强直-阵挛发作，后者发生于约 25% 的患者，尤其是青少年失神癫痫患者。拉莫三嗪的疗效欠佳。卡马西平、奥卡西平和苯妥英可能诱发失神发作。

用法：

1 乙琥胺 5mg/kg（最大剂量 250mg），口服，每天 2 次，4～7 天后加量至 10mg/kg，每天 2 次；通常维持剂量为 10～20mg/kg（最大剂量 750mg），每天 2 次；

或

2 丙戊酸钠 5mg/kg，口服，每天 2 次，5 天后加量至 10mg/kg，每天 2 次；通常维持剂量为 10～20mg/kg，每天 2 次。避免用于 2 岁或 2 岁以下的儿童（见第 12 页）。

若 2 年内脑电图不再显示每秒 3 个棘波活动且患者无发作，可终止抗癫痫治疗。然而，脑电图持续存在癫痫样异常不一定是停止药物治疗的禁忌证。

2.5.2　青少年肌阵挛癫痫

虽被称为青少年肌阵挛癫痫（juvenile myoclonic epilepsy），但其可能是成年人特发性（遗传性）全面性癫痫最常见的形式。青少年肌阵挛癫痫通常发生于青春期后期。尽管患者既往出现过肌阵挛发作（尤其是在早晨和睡眠剥夺后），其典型的临床表现为单一强直-阵挛发作。儿童或青少年失神癫痫可能先于青少年肌阵挛癫痫出现。有时，患者仅表现为肌阵挛而不伴有强直-阵挛发作。

肌阵挛癫痫和全面性强直-阵挛发作通常对丙戊酸钠药物治疗反应好，但是避免睡眠剥夺和过量饮酒对完全控制癫痫可能也是必要的。其他的抗癫痫药可作为丙戊酸钠的替代药物，但其疗效不如丙戊酸钠。卡马西平、奥卡西平和苯妥英可能加重青少年肌阵挛癫痫。潜在的痫样异常可持续存在很多年，因此患者即使已无癫痫发作也需要坚持长期抗癫痫治疗。

2.5.2.1　丙戊酸钠单药治疗

育龄期妇女丙戊酸钠单药治疗的用法：

丙戊酸钠 400mg，口服，每日 1 次，7 天后增加至初始目标剂量 400mg，每日 2 次；必要时，增加至最大剂量 500mg，每日 2 次❶。

其他成人用法：

丙戊酸钠 500mg 口服，每日 1 次，7 天后增加至初始目标剂量 500mg，每天 2 次；必要时，增加至最大剂量

---

❶ 关于育龄期妇女丙戊酸钠使用的讨论，见"女性抗癫痫药治疗"（第69 页）。

1500mg，每日 2 次。

如果患者经丙戊酸钠治疗无效或不能耐受其不良反应，可以换用或加用左乙拉西坦或拉莫三嗪。

2.5.2.2　左乙拉西坦和丙戊酸钠联合用药

如果丙戊酸钠无效，可加用左乙拉西坦。用法：

左乙拉西坦 250mg，口服，每日 2 次，7 天后加量至初始目标剂量 500mg，每日 2 次；必要时，每日增加 500mg 直至最大剂量 1500mg，每日 2 次。

2.5.2.3　拉莫三嗪和丙戊酸钠联合用药

丙戊酸钠会抑制拉莫三嗪的清除，因此在丙戊酸钠的基础上加用拉莫三嗪时，应降低拉莫三嗪的目标剂量并且加量更缓慢，来降低发生严重皮肤反应的风险。同样的，如果在拉莫三嗪的基础上加用丙戊酸钠，通常需要减低拉莫三嗪剂量。用法：

拉莫三嗪 25mg，口服，隔日 1 次，2 周后加量至 25mg，每日 1 次。每 2 周增加每日剂量 25mg，直到初始目标剂量 50mg，每日 2 次。必要时，增加至最大剂量 150mg，每日 2 次。

2.5.2.4　托吡酯和丙戊酸钠联合用药

如果患者经左乙拉西坦和拉莫三嗪治疗无效或不能耐受，可考虑使用托吡酯。用法：

托吡酯 25mg，口服，每天 1 次，之后每周增加一次剂量直至初始目标剂量 50mg，每天 2 次。必要时，增加至最大剂量 100mg，每天 2 次。

2.6　部分性（局灶性）癫痫

部分性（局灶性）癫痫发作时，意识可能受损（复杂部分性发作）或不受损（单纯部分性发作）。部分性（局灶性）癫痫发作可能发展为继发性全面强直-阵挛发作。最常见的症状性部分性（局灶性）癫痫发作形式是海马硬化引起的中央颞叶癫痫，但其他原因如肿瘤及脑外伤也不容忽视。这些患者通常发作频繁，但很少发展为继发性全面性癫痫。

2.6.1 卡马西平

卡马西平是治疗部分性（局灶性）癫痫发作的首选药物。

对于**儿童**，使用：

卡马西平（首选控释制剂）2.5mg/kg，口服，每日2次，使用5天后加量至初始目标剂量5mg/kg，每日2次。必要时，增加至最大剂量10mg/kg，每日2次。

对于**成人**，使用：

卡马西平控释制剂100mg，每晚口服，使用1～2周后每周增加100～200mg/d至初始目标剂量200mg，每日2次。必要时增加至最大剂量600mg，每日2次。

最早出现的剂量相关毒性作用通常为复视，常于晨起服药后30～60min时出现。对于确定药物的个体化目标剂量，监测卡马西平的血药浓度并无特别帮助（见附录1）。

2.6.2 二线治疗

如果卡马西平不能完全控制部分性（局灶性）癫痫发作或不能耐受，可使用氯巴占、加巴喷丁、拉考沙胺、拉莫三嗪、左乙拉西坦、奥卡西平、苯妥英、普瑞巴林、丙戊酸钠、噻加宾、托吡酯或唑尼沙胺。剂量选择，儿童见表2-2，成人见表2-3。选择药物之前，需考虑框2-2中列举因素。扑米酮和苯巴比妥可能有效，但经常引起难以接受的镇静效果或（儿童）多动症。丙戊酸钠有致畸风险且可被很多药物替代，因此应避免用于部分性（局灶性）癫痫育龄女性患者。氨己烯酸治疗有效，但因其常常引起视野缩小，故不推荐使用。

表 2-2　儿童部分性（局灶性）癫痫发作二线治疗药物

药物	剂量①
氯巴占	0.1mg/kg,口服,每天 1 次,逐渐增加至 0.25mg/kg,每天 2 次;必要时,加量至 0.5mg/kg,每天 2 次
加巴喷丁	第一天,10mg/kg,口服;第二天,10mg/kg,每天 2 次;第三天,10mg/kg,每天 3 次;必要时,加量至 20mg/kg,每天 3 次
拉莫三嗪	0.25mg/kg,口服,每天 2 次(如果联合使用丙戊酸钠,0.15mg/kg,每天 1 次),6～8 周内逐渐加量至 4～5mg/kg(如果联合使用丙戊酸钠,1.5mg/kg),每天 2 次;必要时,加量至 7.5mg/kg(如果联合使用丙戊酸钠,2.5mg/kg),每天 2 次②
左乙拉西坦	5mg/kg,口服,每天 2 次,使用 2 周后逐渐加量至 10mg/kg,每天 2 次;必要时,加量至 30mg/kg,每天 2 次
奥卡西平	8～10mg/kg,口服,每天 1 次,数周内逐渐加量至 5～15mg/kg,每天 2 次;必要时,加量至 25mg/kg,每天 2 次
苯巴比妥	1mg/kg,口服,每天 1 次或每天 2 次;每 5 天增加 1mg/kg,直至 3～4mg/kg,每天 1 次或每天 2 次
苯妥英	4～8mg/kg,口服,每天 1 次,上限剂量仅用于年幼的儿童③
丙戊酸钠	5mg/kg,口服,每天 2 次,5 天后加量至 10mg/kg,每天 2 次;通常维持剂量为 10～20mg/kg,每天 2 次。避免用于 2 岁或 2 岁以下的儿童(见第 12 页)
噻加宾	0.1mg/kg,口服,每天 2 次;每周增加剂量至 0.5mg/kg,每天 3 次

药物	剂量①
托吡酯	0.25mg/kg，口服，每天 2 次；逐渐增加剂量至 3mg/kg，每天 2 次；必要时，增加剂量至 4.5mg/kg，每天 2 次

① 除苯妥英以外的药物，应缓慢服用并加量至初始目标剂量。如果癫痫发作不缓解，需增加剂量直至癫痫发作停止或达到最大剂量（见"抗癫痫药治疗的一般原则"，第 47 页）。

② 如果联用丙戊酸钠，需要使用低剂量的拉莫三嗪，同时加量需缓慢，以减少严重皮肤反应的风险。

③ 苯妥英用药剂量需逐渐调整，在可耐受的前提下达到推荐范围（40～80μmol/L 或 10～20mg/L）的血药浓度。因为血浆浓度高于 40μmol/L 或 10mg/L，苯妥英的消除接近饱和，小剂量的药物调整可使血药浓度产生不成比例的巨大变化（以及药物作用），导致临床毒性或癫痫发作失控。一般剂量调整不应超过 50mg/d（见附录 1）。

表 2-3　成人部分性（局灶性）癫痫发作二线治疗药物

药物	剂量①
氯巴占	10mg，口服，每天 1 次，使用 1 周后加量至 10mg，每天 2 次；必要时，加量至 30mg，每天 2 次
加巴喷丁	300mg，口服，每天 2～3 次；必要时，加量至 1200mg，每天 3 次
拉考沙胺	50mg，口服，每天 2 次，使用 1 周后加量至 100mg，每天 2 次；必要时，加量至 200mg，每天 2 次
拉莫三嗪	25mg，口服，每天 1 次（如果联用丙戊酸钠，隔日 1 次），使用 2 周，之后每 2 周增加 25mg，直至 100mg（如果联用丙戊酸钠则 50mg），每天 2 次；必要时，加量至 300mg（如果联用丙戊酸钠则 150mg），每天 2 次②
左乙拉西坦	250mg，口服，每天 2 次，使用 1 周后加量至 500mg，每天 2 次；必要时，加量至 1500mg，每天 2 次
奥卡西平	150mg，口服，每天 2 次，使用 1 周后加量至 300mg，每天 2 次；必要时，加量至 1200mg，每天 2 次

药物	剂量①
苯巴比妥	30mg,晚上口服,每3~4周加量30mg,直至达到90mg;必要时,加量至240mg
苯妥英	300mg,口服,每天1次②
普瑞巴林	75mg,口服,每天2次,使用2周后加量至150mg,每天2次;必要时,加量至300mg,每天2次
丙戊酸钠	**育龄期妇女**:400mg,口服,每天1次,使用1周后加量至400mg,每天2次;必要时,加量至500mg,每天2次④ **其他成人**:500mg,口服,每天1次,使用1周后加量至500mg,每天2次;必要时,加量至1500mg,每天2次
噻加宾	2.5mg,口服,每天1次,使用1周后加量至15mg,每天3次
托吡酯	25mg,口服,每天1次,使用1周,之后每周增加25mg,直至达到100mg,每天2次;必要时,加量至200mg,每天2次
唑尼沙胺	25mg,口服,每天2次,1周后加量至50mg,每天2次,1周后加量至100mg,每天2次;必要时,加量至250mg,每天2次

① 除苯妥英以外的药物,应缓慢服用并加量至初始目标剂量。如果癫痫发作不缓解,需增加剂量直至癫痫发作停止或达到最大剂量(见"抗癫痫药治疗的一般原则",第47页)。老年人和肾功能损害患者可能有必要从更低剂量开始并更加缓慢增加剂量。

② 如果联合丙戊酸钠,需要使用低剂量的拉莫三嗪,同时加量需缓慢,以减少严重皮肤反应的风险。

③ 苯妥英用药剂量需逐渐调整,在可耐受的前提下达到推荐范围(40~80μmol/L或10~20mg/L)的血药浓度。因为血浆浓度高于40μmol/L或10mg/L,苯妥英的消除接近饱和,小剂量的药物调整可使血药浓度产生不成比例的巨大变化(以及药物作用),导致临床毒性或癫痫发作失控。一般剂量调整不应超过50mg/d(见附录1)。

④ 育龄期妇女丙戊酸钠的使用,见"女性抗癫痫药治疗"(第69页)。

当启动二线药物治疗时，第二种药物与第一种药物联合使用方法见"抗癫痫药治疗的一般原则"（第 47 页）。如果患者尝试两种或三种不同抗癫痫药治疗后仍不能控制癫痫发作，应考虑转诊于专业癫痫中心。

药物难治性癫痫的患者可能适合手术治疗。最常见的手术方法是部分颞叶切除术，适用于海马硬化或其他颞叶病灶相关的颞叶癫痫，即使未检测到结构病变，手术也可能是有效的。高达 80％的患者病情因此会得到长期控制。更多信息，见"难治性癫痫"（第 65 页）。

2.7 强直-阵挛发作（全面性或部分性起源不详）

对于某些患者，临床、脑电图或神经影像学的数据不能判断是全面性发作还是部分性（局灶性）发作。应使用有效的广谱抗癫痫药治疗。广谱药物包括丙戊酸钠、左乙拉西坦、拉莫三嗪、托吡酯和氯巴占。如果是全面性发作，卡马西平和苯妥英可能无效，甚至可能加重癫痫。

2.7.1 一线治疗

儿童用药：

丙戊酸钠 5mg/kg，口服，每日 2 次，使用 5 天后加量至 10mg/kg，每日 2 次；通常维持剂量是 10～20mg/kg，每日 2 次。避免用于 2 岁或 2 岁以下的儿童（见第 12 页）。

育龄期妇女用药：

丙戊酸钠 400mg，口服，每日 1 次，使用 1 周后加量至初始目标剂量 400mg，每日 2 次；必要时，加量至最大剂量 500mg，每日 2 次。❶

---

❶ 关于丙戊酸钠在育龄期妇女中的应用，见"女性抗癫痫药治疗"（第 69 页）。

其他成人用药：

丙戊酸钠 500mg，口服，每日 1 次，使用 1 周后加量至初始目标剂量 500mg，每日 2 次；必要时，加量至最大剂量 1500mg，每日 2 次。

2.7.2 二线治疗

如果癫痫发作持续存在或患者不能耐受丙戊酸钠，可使用左乙拉西坦、拉莫三嗪、托吡酯或氯巴占。药物剂量信息，儿童见表 2-2，成年人见表 2-3。

如果两种或三种不同药物不能控制癫痫发作，应考虑将患者转诊至专业癫痫中心。

2.8 其他小儿癫痫发作

2.8.1 West 综合征（婴儿痉挛症）

West 综合征（婴儿痉挛症）的常见发病年龄是 4～12 个月。痉挛形式表现为突发的头、颈和躯干短暂收缩，通常呈屈曲状态但有时呈伸直状态。成串发生的痉挛持续数分钟。脑电图常出现高峰节律紊乱，但不作为必要的诊断依据。用药：

1 泼尼松（龙）10mg 口服，每日 4 次，持续 2 周（或如果痉挛持续，1 周后加量至 20mg 口服，每日 3 次），然后 2～3 周内逐渐减量至停止；

或

1 替可克肽（depot）0.5mg，肌内注射，隔日 1 次，持续 2 周（或如果痉挛持续，1 周后加量至 0.75mg，隔日使用），然后停药；

或

2 氨己烯酸 50mg/kg，口服，每日 2 次（或如果痉挛持续，

4 天后加量至 75mg/kg，每日 2 次），持续 3 个月，之后 1 个月内逐渐减量至停药；

或

3 苯二氮䓬类如硝西泮 0.3～1mg/kg 口服，每日 1 次。

比较上述药物有效性会产生不一致的结论，但没有哪一种药物被绝对证实优于另一种。年龄段非 12～14 个月的患者，最初泼尼松（龙）控制痉挛的效果优于氨己烯酸。在无明确潜在病因的婴儿痉挛症患者中，与氨己烯酸相比，持续治疗 4 年，使用泼尼松（龙）或替可克肽来控制痉挛的最初效果更好，预后明显改善。

也可使用丙戊酸钠，但在年幼患者中肝毒性风险较高（见第 12 页）。婴儿痉挛症伴维生素 B_6 反应的报道罕见。

2.8.2　新生儿癫痫发作

新生儿癫痫发作（neonatal seizures）需要高度专业化护理。可能的话，应明确并治疗新生儿癫痫发作的病因。可能的病因包括脑膜炎、低血糖、低血钙、电解质紊乱和代谢异常。一些新生儿癫痫发作呈家族性和良性改变，因此应获取全面的家族史。如果没有明确病因，应考虑罕见的维生素 B_6 依赖性癫痫综合征，并在专家指导下使用维生素 B_6。典型治疗方案：

维生素 B_6 50～100mg 静脉使用或肌内注射，单剂量使用。如果有效，继续使用维生素 B_6 50～100mg 口服，每日 1 次。

伴发急性发热性疾病期间维生素 B_6 的剂量可翻倍数日，来预防癫痫的恶化。

如果维生素 B_6 无效，使用：

1 苯巴比妥 15～20mg/kg，肌内注射或静脉使用，之后 3～5mg/kg 口服或静脉使用，每日 1 次；

或

2 苯妥英 15～20mg/kg 静脉使用，之后 4～10mg/kg 静脉使用，每日分 2～3 次使用，需严密监测苯妥英血药浓度，缓慢注射，速度不能超过 1mg/(kg·min)，有必要对心电图和血压进行严密监测❶；

或

3 氯硝西泮 0.1～0.25mg 静脉使用，如果癫痫持续发作，15min 后可重复一次。

重点是快速终止癫痫发作。后续治疗取决于发病原因和药物反应。新生儿对口服苯妥英吸收差，因此口服苯妥英维持疗法对新生儿是无效的。

2.8.3 高热惊厥

高热惊厥（febrile seizures）的常见发病年龄为 3 个月至 6 岁，与发热（超过 38℃）相关，与急性颅内疾病、代谢紊乱或中枢神经系统感染无关。降温治疗，如服用布洛芬或对乙酰氨基酚，不能预防高热惊厥的发生。

大多数患儿无需抗癫痫药治疗。若惊厥持续超过 5min，可使用：

1 咪达唑仑 0.2～0.3mg/kg（最大剂量 10mg）经口腔或鼻腔给药，如果发作持续存在，15min 后重复使用一次❷；

或

---

❶ 如条件允许苯妥英可在非稀释状态下应用输液泵给药，如果没有输液泵，用 0.9%的氯化钠将苯妥英钠稀释至 5mg/mL，稀释溶液必须在 1h 内使用，否则容易发生沉淀。注射后用 0.9%的氯化钠冲洗针头或针管来避免局部静脉刺激。苯妥英与其他液体不相容（由于存在沉淀风险）。

❷ 注射咪达唑仑溶液（塑料安瓿）可以由经过专家培训的父母或照料者经口腔或经鼻给药。示例参见 www.rch.org.au/kidsinfo/factsheets.cfm? doc_id=9300。一些医院也提供专卖产品。

2 地西泮 $0.3\sim0.5$mg/kg（最大剂量 10mg），经直肠给药，如果发作持续存在，15min 后重复使用一次❶。

苯巴比妥或丙戊酸钠（而非苯妥英或卡马西平），可能具有预防高热惊厥再次发作的作用，但几乎没有必要使用。

2.8.4 Lennox-Gastaut 综合征和其他症状性全面性癫痫

症状性（结构性或代谢性）全面性癫痫发生于存在广泛或多灶性的脑部病变的患者，这些脑部病变通常也可引起智能障碍。典型的发作起病于儿童期，持续到成年期，通常非常难以控制。

Lennox-Gastaut 综合征是一种症状性（结构性或代谢性）全面性癫痫，其特征是严重智能残疾、脑电图显示慢棘波模式及多种癫痫发作类型三联征，后者包括强直（尤其在夜间）、肌阵挛、非典型失神和强直-阵挛发作。

2.8.4.1 丙戊酸钠单药治疗

儿童丙戊酸钠单药治疗用药：

丙戊酸钠 5mg/kg 口服，每日 2 次，使用 5 天后加量至 10mg/kg，每日 2 次；通常维持剂量 $10\sim20$mg/kg，每日 2 次。避免 2 岁及 2 岁以下儿童使用（见第 12 页）。

育龄期妇女❷用药：

丙戊酸钠 400mg 口服，每日 1 次，使用 1 周后加量至初始目标剂量 400mg，每日 2 次；必要时，加量至最大剂量 500mg，每日 2 次❸。

---

❶ 一些医院有直肠用地西泮制剂，可以由经过专家培训的父母或照料者给药。示例参见 www. rch. org. au/cep/treatments/index. cfm? doc_id=3243。

❷ 有癫痫大发作症状的妇女由于智能相关的障碍是不能怀孕的。

❸ 关于丙戊酸钠在育龄期妇女中的应用，见"女性抗癫痫药治疗"（第 69 页）。

其他成人用药：

丙戊酸钠500mg口服，每日1次，使用1周后加量至初始目标剂量500mg，每日2次；必要时，加量至最大剂量1500mg，每日2次。

2.8.4.2 拉莫三嗪与丙戊酸钠联合治疗

丙戊酸钠抑制拉莫三嗪的清除，因此需减小拉莫三嗪使用剂量以降低严重皮肤反应的风险。

儿童用药：

拉莫三嗪0.15mg/kg，口服，每日1次，经6～8周逐渐加量至初始目标剂量1.5mg/kg，每日2次；必要时，加量至最大剂量2.5mg/kg，每日2次。

成人用药：

拉莫三嗪25mg口服，隔日服用，2周后加量至每日25mg。之后每2周每日剂量增加25mg，直至初始目标剂量50mg，每日2次。必要时，加量至最大剂量150mg，每日2次。

2.8.4.3 氯巴占

氯巴占通常与其他抗癫痫药联合使用。

儿童用药：

氯巴占0.1mg/kg口服，每日1次，逐渐增加剂量至初始目标剂量0.25mg/kg，每日2次。必要时，增加至最大剂量0.5mg/kg，每日2次。

成人用药：

氯巴占10mg口服，每日1次，使用1周后加量至初始目标剂量10mg，每日2次。必要时，加量至最大剂量30mg，每日2次。

2.8.4.4 托吡酯

托吡酯通常与其他抗癫痫药联合使用。

儿童用药：

托吡酯 0.25mg/kg 口服，每日 2 次，逐渐加量至初始剂量 3mg/kg，每日 2 次。必要时，加量至最大剂量 4.5mg/kg，每日 2 次。

成人用药：

托吡酯 25mg 口服，每日 2 次，数周后加量至初始目标剂量 50mg，每日 2 次。必要时，加量至最大剂量 200mg，每日 2 次。

2.8.5 伴有中央-颞部棘波的良性儿童癫痫

伴有中央-颞部棘波的良性儿童癫痫（benign childhood epilepsy with centrotemporal spikes）通常发生在儿童期。经常发生于睡眠中，从面部或口角开始，伴有典型的"咕嘟咕嘟"的声音，常见言语中断。部分性（局灶性）发作可继发全面性发作。脑电图在中央-颞部呈典型癫痫样改变。此病预后良好，大多数儿童青春期早期不再出现癫痫发作。可选择使用卡马西平、丙戊酸钠和舒噻嗪。此类患者并不总是具有治疗指征。

用法：

1 卡马西平（优选控释片）2.5mg/kg 口服，每日 2 次，使用 5 天后加量至初始目标剂量 5mg/kg，每日 2 次；必要时，加量至最大剂量 15mg/kg，每日 2 次。

或

1 丙戊酸钠 5mg/kg 口服，每日 2 次，使用 5 天后加量至 10mg/kg，每日 2 次；通常维持剂量为 10～20mg/kg，每日 2 次。避免 2 岁及 2 岁以下儿童使用（见第 12 页）。

或

2 舒噻嗪 2mg/kg 口服，每日 3 次；必要时，加量至最大剂量 5mg/kg，每日 3 次。

2.9 难治性癫痫

约三分之一新诊断癫痫患者无法完全控制癫痫发作。其原因有许多，包括：

- 对药物或生活方式建议依从性差；
- 癫痫诊断错误；
- 癫痫综合征诊断错误；
- 难治性癫痫。

如果患者经两到三种抗癫痫药试验性治疗仍不能完全控制癫痫发作，强烈建议转诊至专业癫痫中心进行进一步评估（可能包括视频脑电图监测）。专业癫痫中心进行视频脑电图监测的患者中高达 30％ 被诊断为心因性非癫痫性发作（假性癫痫），以及超过 50％ 患者显示视频脑电图监测后癫痫或癫痫综合征的诊断会有更改。转诊至癫痫中心的患者可能需要考虑癫痫外科手术，或如果不适合手术则植入迷走神经刺激器。

2.10 终止抗癫痫药治疗

当服用抗癫痫药的患者很长时间内不再发作时，可能是因为癫痫不再发作或癫痫被药物完全控制。明确是否需要继续治疗的唯一方法是逐渐撤药。至少 2 年无发作可逐渐停药，癫痫再发风险大约是 50％。下面因素为癫痫再发高风险预测指标：

- 症状性（结构性或代谢性）癫痫；
- 神经系统异常阳性体征；

- 既往难治性癫痫史；
- 脑电图提示痫样放电；
- MRI 或 CT 扫描异常；
- 既往尝试撤药后癫痫再发史。

撤停抗癫痫药需个体化，这取决于患者对于预防癫痫发作和继续抗癫痫治疗的意愿或需求。如果试验性撤药失败，最后一次癫痫发作至少 2 年后方能再次进行。药物减量期间及药物中止使用后的 3 个月内禁止驾驶。很多患者选择无限期持续治疗。

通常药物减量的过程持续数月，当服用巴比妥类和苯二氮䓬类药物（尤其是氯硝西泮）时需减量更慢。如果癫痫再发，建议使用先前有效剂量。重新开始治疗 1 个月后方能驾驶。

青少年肌阵挛癫痫复发率高，因此最好不要撤停药物，或至少在很多年内无任何类型癫痫发作方可停药。

2.11 癫痫持续状态

癫痫持续状态（status epilepticus）指癫痫发作持续存在或癫痫反复发作间期意识未完全恢复。非惊厥性癫痫持续状态可能是全面性或部分性癫痫。惊厥性癫痫持续状态是医学急症。

查明癫痫发作的潜在病因，以及针对病因给予特定的治疗是十分必要的。这包括快速血糖监测。如果不能排除酒精戒断引起，应给予维生素 B_1 治疗。癫痫患者对治疗的依从性差是导致癫痫持续状态的常见原因。

诊断癫痫持续状态要求癫痫活动持续至少 30min。然而大多数强直-阵挛发作仅持续 1～2min，因此癫痫活动持续 5min 后建议进行抗癫痫持续状态治疗。

惊厥性癫痫持续状态的**快速治疗**包括保护气道、维持正常氧饱和度以及中止癫痫发作。用药包括：

1 氯硝西泮 1mg（儿童 0.25～0.5mg），2～5min 内静脉注射，速度不超过 0.5mg/min，若无效则 15min 后重复一次；

　　或

1 地西泮 10～20mg（儿童 0.1～0.25mg/kg，最大剂量 20mg），2～5min 内静脉注射，速度不超过 5mg/min，若无效则 15min 后重复一次；

　　或

1 咪达唑仑 5～10mg（儿童 0.15～0.2mg/kg，最大剂量 10mg），2～5min 内肌内或静脉注射；或咪达唑仑 5～10mg（儿童 0.2～0.3mg/kg，最大剂量 10mg），经口腔或鼻腔使用，若无效则 15min 后重复一次❶。

上述苯二氮䓬类药物抗惊厥作用持续时间短，因此应立即加用其他抗癫痫药：

1 苯妥英（成人和儿童）15～20mg/kg，静脉注射，速度不超过 50mg/min（儿童、老年患者及有合并症患者为 25mg/min）。持续心电血压监测是必要的❷❸；

---

❶ 注射咪达唑仑溶液（塑料安瓿）可以由经过专家培训的父母或照料者经口腔或经鼻给药。示例参见 www. rch. org. au/kidsinfo/factsheets. cfm? doc _ id＝9300。一些医院也提供专卖产品。

❷ 因心脏毒性药物（如三环类抗抑郁药）过量导致的癫痫持续状态中苯妥英应慎用，在某些情况下，可以使用特定的解毒剂或治疗（如在异烟肼中毒时使用维生素 B₆），应寻求毒理专家的建议，药物过量状态下的癫痫治疗详见《治疗指南：毒理学与野外急救分册》"抗癫痫药治疗"。

❸ 如条件允许苯妥英可在非稀释状态下应用输液泵给药，如果没有输液泵，用 0.9％的氯化钠将苯妥英钠稀释至 5mg/mL，稀释溶液必须在 1h 内使用，否则容易发生沉淀。注射后用 0.9％的氯化钠冲洗针头或针管来避免局部静脉刺激。苯妥英与其他液体不相容（由于存在沉淀风险）。

或

2 苯巴比妥 10～20mg/kg（儿童 15～20mg/kg），静脉注射，速度不超过 100mg/min；

或

2 丙戊酸钠 10mg/kg，最大剂量 800mg（儿童 15～30mg/kg，最大剂量 800mg），3～5min 内缓慢静脉注射，之后根据患者临床反应给予持续静脉滴注，1～2mg/(kg·h)，最大剂量 2500mg/d［儿童 40mg/(kg·d)，最大剂量 2500mg/d］。

如果癫痫持续发作（难治性癫痫持续状态），应将患者转至重症监护室，可输注氯硝西泮、咪达唑仑、丙泊酚或硫喷妥钠。虽然目前尚未证实其他抗癫痫药对于治疗癫痫状态是否有效，但是也可以静脉给予其他抗癫痫药，如拉考沙胺、左乙拉西坦。

一旦癫痫临床发作得到控制，应完善脑电图监测以排除进行性非惊厥性癫痫持续状态。

如果不能很快控制癫痫持续状态，通常存在严重的潜在病因，或者是心因性假性癫痫。

子痫所致癫痫发作的治疗，见《治疗指南：心血管病分册》。

2.12 长时间或反复癫痫发作

患者有复发性长时间惊厥发作（持续 5min 或以上）或连续发作（每小时 3 次或更多次发作）的**既定模式**时，应与看护者或责任亲属制订管理计划。这包括在适当情况下使用苯二氮䓬类药物来终止发作或丛集发作。用药：

1 氯巴占 20～30mg（儿童 0.25mg/kg），口服；

或（若吞咽功能障碍）

1 咪达唑仑 5～10mg（儿童 0.2～0.3mg/kg，最大剂量

10mg)，经口或经鼻给药[1]；

或

2 地西泮 10～20mg（儿童 0.3～0.5mg/kg，最大剂量 10mg），经直肠给药[2]。

如果长时间或反复癫痫发作无**既定模式**，或治疗后癫痫仍持续发作超过 15min，患者应接受紧急评估而非在家治疗。

2.13 女性抗癫痫药治疗

对于任何一位育龄期女性，使用抗癫痫药之前需要考虑并讨论妊娠的可能性。

2.13.1 避孕

卡马西平、奥卡西平、苯巴比妥、苯妥英、扑米酮和托吡酯都可以诱导肝酶升高，从而促进雌激素和孕激素的代谢。这可能造成激素避孕的不可靠或引起突破性出血（见表 2-4）。

含高剂量雌激素（如敏高乐 50）的口服避孕药制剂可能提供更多的保护。在不服用酶诱导药物的女性患者中并不可靠，但不愿意改变避孕方法的女性患者可能会使用。释放激素的阴道环（含依托孕烯和炔雌醇）也有赖于激素的全身吸收，服用酶诱导抗癫痫药可能使其无效。已有皮下植入依托孕烯的女性服用酶诱导性抗癫痫药同时发生妊娠的报道。

---

[1] 注射咪达唑仑溶液（塑料安瓿）可以由经过专家培训的父母或照料者经口腔或经鼻给药。示例参见 www. rch. org. au/kidsinfo/factsheets. cfm? doc＿id＝9300。一些医院也提供专卖产品。

[2] 一些医院有直肠用地西泮制剂，可以由经过专家培训的父母或照料者给药。示例参见 www. rch. org. au/cep/treatments/index. cfm? doc＿id＝3243。

表 2-4　服用酶诱导抗癫痫药的妇女中可能无效的避孕药[①]

可能无效的避孕药	推荐
标准剂量联合口服避孕药	使用高剂量联合口服避孕药增加剂量或每日剂量翻倍
仅含孕激素的口服避孕药	使用替代方法[②]
释放激素的避孕环	使用替代方法[②]
皮下依托孕烯植入器	使用替代方法[②]
左炔诺孕酮紧急避孕	增加剂量或使用含铜宫内节育器[③]

① 酶诱导抗癫痫药包括卡马西平、奥卡西平、苯巴比妥、苯妥英、扑米酮和托吡酯。

② 服用酶诱导抗癫痫药的女性，应用醋酸甲羟孕酮、孕激素缓释宫内节育器（如曼月乐）或含铜宫内节育器可有效避孕。

③ 首选含铜宫内节育器。建议增加左炔诺孕酮剂量（单剂 2.25mg，如每片 750µg；或 3mg，如每片 1.5mg），但没有证据证实增加剂量是必需的。

服用酶诱导抗癫痫药的女性，醋酸甲羟孕酮、孕激素缓释宫内节育器（如曼月乐）或含铜宫内节育器可有效避孕。

不影响激素避孕的抗癫痫药，包括拉考沙胺、加巴喷丁、拉莫三嗪、左乙拉西坦、丙戊酸钠、噻加宾和唑尼沙胺。

2.13.2　妊娠

服用抗癫痫药的母亲所生育的婴儿致畸率达 4% ～6%，大约是无癫痫病史母亲所生育婴儿患病风险的 2 倍。

所有抗癫痫药都有致畸作用，妊娠期没有可选择的药物。但是，最重要的是避免癫痫发作，因为癫痫发作可能对患者、胎儿及其他产生灾难性的后果。

此时，应遵循下列原则：

- 只有需要预防癫痫发作时，方能继续治疗。
- 可能情况下，给予单药治疗。
- 剂量应减至最低，但是仅能通过降低足够剂量引起癫痫发作来实现这一目的。如果剂量特别高，至少减低剂量是可能的。

应避免使用丙戊酸钠，除非其他药物不能够预防癫痫发作（如青少年肌阵挛癫痫），如果使用丙戊酸钠，可能的话，每日剂量1000mg或更少。

计划受孕前，最好改变治疗方案，后者包括尝试撤停药物。已确认受孕时，通常已经出现致畸作用。

丙戊酸钠可使脊柱裂以及其他严重畸形和凝血功能障碍的风险增加10倍（0.2%～2%）。亦有证据显示妊娠期间服用丙戊酸钠母亲生育的孩子较服用其他抗癫痫药者智力减低。但这些效应为剂量依赖性，丙戊酸钠每日高达1000mg时，其致畸风险和对认知损害的风险与其他抗癫痫药相似。更高剂量（超过1000mg）的丙戊酸钠风险更高，因此需尽量避免。如果患有特发性（遗传性）全面性癫痫的育龄期妇女必须使用丙戊酸钠，通常低剂量是有效的。丙戊酸钠的替代疗法对那些特发性全面性癫痫，如青少年肌阵挛癫痫的患者可能不大有效。对于特发性（遗传性）全面性癫痫，拉莫三嗪并非丙戊酸钠可靠的有效替代品。青少年肌阵挛癫痫是一种持久状态，由睡眠剥夺引起，在妊娠期很常见，因此计划妊娠时丙戊酸钠不能撤停。

苯妥英已证实与先天畸形如特殊的颅面畸形、智能和生长缺陷有关，较少与唇腭裂和心脏畸形相关。

拉莫三嗪和**卡马西平**可增加发生剂量相关性先天畸形的风险。

许多新型抗癫痫药的单药治疗尚未用于足量的妊娠期患者来明确其风险性。

更多妊娠期抗癫痫药的剂量调整与监测信息，见附录1。

对于服用抗癫痫药的妇女，应向她们提供咨询（最好是孕前）和产前筛查（甲胎蛋白测定和超声检查）。尽管尚未证实，对于服用抗癫痫药的女性，叶酸可能有预防胎儿神经管畸形的作用，因此可应用：

叶酸 5mg，口服，每日 1 次，妊娠前后各服用 3 个月。

建议补充维生素 K，以降低母亲服用酶诱导性抗癫痫药后新生儿出血风险，但没有证据支持其常规使用。

2.13.3 哺乳

抗癫痫药可进入乳汁，但孩子与母体的血药浓度之比低，并且其临床意义不详。应谨记，整个孕期胎儿均暴露于药物中。

许多新母亲母乳喂养往往加重睡眠剥夺，这可能会引起癫痫发作，尤其是特发性（遗传性）全面性癫痫，如青少年肌阵挛癫痫。

第3章

面部疼痛

在评估面部疼痛（facial pain）的患者时，关键是要意识到潜在严重的器质性病灶的可能性，特别是当神经系统体征，如感觉减退或角膜反射受损出现时。面部疼痛也可能为牙科疾病所引起，包括牙齿、口腔黏膜或下颌关节的病变。

3.1 三叉神经痛

典型的三叉神经痛（Trigeminal neuralgia）为一侧面部突发的、短暂的剧痛，通常涉及第Ⅴ对脑（三叉）神经的一个或多个分支。由于常为短暂性疼痛，有时被描述为刺痛或者类似电击样疼痛。疼痛区域没有感觉丧失。疼痛通常不能使患者从睡眠中醒来，实际上睡眠期为缓解期。一些感觉刺激，如触碰面部、凉风拂面或谈话、咀嚼以及刷牙等活动，都可诱发疼痛。有时，特定的触发点可以被识别。在电击样疼痛消退后可能有残留痛。发作后可缓解数周或数月，但随后会复发。

如果剧痛持续数分钟，或者疼痛主要位于前额而非颊部或下颌，应考虑其他诊断（如阵发性偏头痛［见第101页］，丛集性头痛［见第98页］或非典型面部疼痛［见第76页］）。三叉神经痛应与带状疱疹后遗神经痛（有带状疱疹爆发史，见第184页）相鉴别。年轻患者（小于40岁）的三叉神经痛，可能是多发性硬化引起的（见第133～154页）。

用药：

卡马西平控释片 100mg，口服，每日 1 次或 2 次；根据耐受性及每 7 天的药物反应性，增加至最大剂量 600mg，每日 2 次。

过大的剂量将会引起复视、嗜睡、眩晕或者共济失调。在调整剂量期间，不需要进行血药浓度的监测。疼痛缓解持续数周后，应逐渐减少药物剂量来确定可很好控制疼痛的最低剂量。

如果经卡马西平治疗无效，可选用其他的治疗，包括向神经外科医生寻求帮助，或试用其他药物，可以单独使用，也可与卡马西平联用。

外科方法包括三叉神经微血管减压术、热凝固术、三叉神经节射频或立体定向放射治疗（γ 刀治疗）。其中，微血管减压术是最复杂和最具侵入性的手术，但可能治愈疼痛。这对健康状况良好的患者而言，是一种可以选择的治疗方案。

其他药物，如巴氯芬、氯硝西泮、加巴喷丁、拉莫三嗪、奥卡西平、苯妥英和丙戊酸钠，也可能有效。使用以上药物时，应该从低剂量开始，每日 2 次，每 3 天增加剂量，直至患者的疼痛感改善或出现无法耐受的不良反应。使用阿米替林治疗神经痛通常无效。

3.2　舌咽神经痛

舌咽神经痛（glossopharyngeal neuralgia）指第 Ⅸ 对脑神经（舌咽神经）分布区突发的、短暂的以及非常严重的复发性疼痛。常发生于扁桃体窝、舌底、下颌角和外耳道。吞咽、咀嚼或打哈欠可诱发疼痛发作，可能伴有晕厥。舌咽神经痛的治疗方案同三叉神经痛的治疗，但卡马西平对于舌咽神经痛的疗效通常不如其对三叉神经痛的疗效。药物治疗无效是外科手术干预的适应证之一，如舌咽神经根切断术。

3.3 面部偏头痛

偏头痛可能影响到双眼以下的脸部，引起颊部和下颌部的疼痛。它经常被错误地认为是由鼻窦相关疾病导致。面部偏头痛（facial migraine）持续数小时到数天，伴隐隐抽痛和恶心或呕吐。面部偏头痛的治疗方法同偏头痛的治疗，发作次数少则使用镇痛药或曲坦类药物，如果发作频率超过每月2次则给予预防性治疗（参见"偏头痛"，第84～98页）。

3.4 颞下颌疼痛及功能障碍综合征

颞下颌疼痛（temporomandibular pain）通常位于关节处、耳前区或咀嚼肌部位，疼痛可为双侧。下颌运动或咀嚼时疼痛加重，可能有助于与其他形式的头痛或面部疼痛鉴别。弹击下颌或下颌锁定或关节压痛，都提示存在颞下颌关节疾病。

更多颞下颌功能障碍相关信息，见《治疗指南：口腔疾病分册》。

3.5 牙痛（非外伤性）

牙痛（tooth pain）通常为单侧的钝痛，伴有对热、冷食物或液体的敏感性增加。牙痛可能源于龋齿、牙周疾病或牙齿裂纹，有时疼痛难以定位，距离病变牙齿较远。其他附近的结构病变可能产生牙痛，尤其是上颌窦炎。三叉神经痛可表现为牙痛，但其短暂性、刺痛特征在牙痛中并不常见。

更多牙痛相关信息，见《治疗指南：口腔疾病分册》。

3.6 带状疱疹面部疼痛

严重的单侧面部疼痛可能是急性带状疱疹的首发症状，

几天后出现带状疱疹。眼部带状疱疹是三叉神经带状疱疹最常见的表现，也是新发性头痛鉴别诊断的一部分；特征性水泡爆发出现时才具有诊断性特征。

更多急性带状疱疹相关信息，见第182页。

3.7　急性青光眼

急性青光眼（acute glaucoma）可出现间断性或持续性的眼部或前额疼痛。有可能出现红眼，伴角膜云翳和固定放大的瞳孔。患者需要紧急转诊。

3.8　心绞痛

面部和咽部疼痛可能与心肌缺血引起的胸痛同时发生。偶尔可能是主要或唯一的症状。治疗同典型的心绞痛，见《治疗指南：心血管病分册》。

3.9　窦性疼痛

急性鼻窦炎可表现为头痛或面部疼痛，有时疼痛的部位距鼻窦发炎处较远。例如，上颌窦炎可产生牙痛，深部鼻窦炎（筛窦或蝶窦炎）可出现头顶部疼痛。鼻塞或鼻腔脓性分泌物伴发热有助于诊断。慢性鼻窦炎与头痛通常并存，它们可能互不相关，只有在排除其他头痛的病因后才可确定两者的相关性。

更多窦性疼痛和气压伤相关信息，见《治疗指南：呼吸病分册》。

3.10　非典型面部疼痛

非典型面部疼痛（atypical facial pain）用于描述无法归因为任何一种器质性面痛（包括齿痛）的一类，并且不归入上文列举的面痛中。慢性神经系统疾病，如多发性硬化、卒中或延髓空洞症很少引起局限于头颈部的持续性疼痛。非典型面部疼痛，通常位于颧骨、眼眶和颞部，其特征为深部的、剧烈的、持续性的疼痛，常为钝痛。疼痛可能为双侧，主要累及中年女性。

非典型面部疼痛一般与抑郁或一种形式的精神疼痛症状相关。治疗缺乏器质性病因的面痛时，应服用阿米替林而非镇痛药，用法：

阿米替林 10mg，每晚口服，最大剂量每天 75mg。

如果药物尚未增加至有效剂量前出现了不良反应，可能需要再加量或使用其他抗抑郁药。非典型面部疼痛通常对药物治疗反应差，将患者转诊至疼痛内科可能有益。

第4章

头 痛

常通过临床的评估来诊断新发严重头痛（headache），若存在指征，可结合其他辅助检查（如 CT、腰椎穿刺）来协助诊断。在诊断过程中识别可提示头痛器质性病因（如占位性病灶、动脉高压、中耳炎、齿龈脓肿等）的先兆症状非常重要，见表 4-1。

表 4-1　头痛诊断中的前兆症状

头痛的类型	可能的器质性病因
突然发生，尤其是伴有精神错乱、嗜睡、呕吐，或者轻度脑卒中样症状和体征，如轻偏瘫、共济失调、霍纳综合征、包括展神经麻痹在内的复视	蛛网膜下腔或颅内出血、颈动脉或椎动脉夹层、大脑静脉血栓形成、爆裂样头痛、可逆性脑血管收缩综合征
新近起病，伴有精神错乱、嗜睡或者发热	脑膜炎、脑炎、颅内脓肿、严重的高血压（高血压脑病）
新近起病，患者年轻肥胖	特发性（良性）颅内高压（查看视盘水肿）
新近起病，患者年龄大于 50 岁	脑肿瘤、巨细胞性动脉炎（颞动脉炎）、颈源性头痛、药物滥用、硬膜下积液、带状疱疹、鼻窦炎
新近起病，伴有咳嗽、劳累或性活动	蛛网膜下腔出血、脑肿瘤
头颅外伤后，尤其在有意识丧失、伤情严重或持续时间较长的情况下	颅内出血

头痛是一种主观性的症状，安慰剂对其治疗的有效率可以很高。治疗偏头痛的药物麦角新碱和 5-HT₁ 受体拮抗药（曲坦类）也可缓解其他形式的头痛，但切忌用这些药物来鉴别偏头痛（migraine）和其他形式的头痛，因为它们可以缓解伴有潜在生命危险的头痛，如蛛网膜下腔出血和脑膜炎。

表 4-2　急性头痛综合征分类及症状和体征

头痛类型	症状和体征
紧张性头痛	• 反复发作性的双侧头痛 • 有沉重、压迫或者头部的束带感 • 可有畏光感，但恶心和呕吐少见 • 较少严重到影响行走或爬山等活动
无先兆性偏头痛	• 反复发作搏动样头痛，常常是单侧的（前额、枕部或半侧头部）并且在发作期间头痛部位两侧有交替 • 发作常常是不可预知的 • 疼痛严重，并常常限制或阻止活动，通常伴有恶心、呕吐和（或）畏光感 • 不治疗疼痛常持续 4～6h 到几天
有先兆性偏头痛	• 反复发作的偏头痛（见上文）伴有局灶神经症状，最常见的是视觉症状：闪光、锯齿样直线、视野部分或全部缺损 • 其他的症状可能是感觉异常、言语障碍、眩晕、单侧无力 • 症状通常持续 15～30min，发生在某些发作或者所有发作的开始，和卒中样发作相似

头痛类型	症状和体征
丛集性头痛	• 多见于女性 • 发作通常位于眶周部,伴有显著的自主神经症状(上睑下垂、流泪、红眼、鼻阻塞),并且在两次发作期间头痛位置不交替 • 与偏头痛相比(不治疗)持续时间更短,通常持续 15min 到 3h • 数周或者数月内每天多次发作,通常发生在一天内同一时间,有预知性
冰凿样头痛	• 突发的刺痛,常常为双侧,典型的持续几秒,常程度剧烈,每天可发生 30 次或者更多,常难以预料
咳嗽性头痛	• 由咳嗽、打喷嚏或者过度俯身所促发的短暂性头痛发作(这应该与已经存在的头痛而暂时为咳嗽所加重者相区别,见表 4-1)
良性劳累性或性交性头痛	• 由体力劳动和性活动所促发的头痛,可能的器质性病因见表 4-1
脑脊液漏导致的低颅压性(位置性)头痛	• 由迅速躺下所致的头痛

许多有反复发作性或慢性头痛的患者,更关心的是疼痛发作的病因,而不是减轻疼痛本身。因此应该给患者进行严格的体格检查,以确保头痛不是由严重的疾病如脑肿瘤等所引起。

良性头痛由同时发生的一组症状进行分类,急性头痛分类见表 4-2，慢性头痛分类见表 4-3❶。患者可以描述一种以上类型头痛的特征（如同时有紧张性头痛和偏头痛）。

表 4-3　慢性头痛综合征分类和症状

头痛类型	症状
慢性每日头痛——慢性紧张性头痛、慢性偏头痛（转换型偏头痛），慢性丛集性头痛	• 非缓解性头痛（每周发作时间不小于 4 天）；常为偏头痛和紧张性头痛症状特征的混合
过度用药性（反弹性）头痛	• 慢性每日头痛的一种类型，由日用或接近日用的镇痛药促发

4.1　紧张性头痛

紧张性头痛（tension headache）是头痛中最常见的形式，疼痛常常是双侧的，表现为头部的沉重、压迫或者束带感。发作持续时间通常较短。与对照组比较，紧张性头痛患者并无头皮和颈椎部肌肉的收缩或缺血。紧张性头痛患者常需要行脑部扫描和血液检查，其诊断主要依赖于识别特征性的症状（见表 4-2）及排除继发病因（见表 4-1）。

紧张性头痛和人格类型并无关联，但患者常伴有抑郁症状。环境应激原（如人际问题、备考、睡眠不足等）是常见的发作诱因。许多患者有偏头痛样恶化表现，治疗同偏头痛（见第 84～98 页）。

术语"慢性每日头痛"（chronic daily headache）有时用来描述频发或持续性（慢性非缓解性）的紧张性头痛，这种形式的紧张性头痛常由多年的非频发紧张性头痛发展演变而来，对急性期治疗反应较差，且可因过度用药加重（见第

---

❶ 关于头痛分类的更多信息，请登录 www.ihs-chassification.org/en。

105 页）。在某些情况下可用术语"新发每日持续性头痛"（new daily persistent headache）来形容每日重新出现的慢性紧张性头痛。

4.1.1 非药物治疗

当患者头痛加重时会来就诊，但往往不需要进一步干预，头痛即可得到缓解。单是临床医师对头痛患者积极处理的态度便可对患者产生一种强烈的安慰剂效应（对头痛缓解有帮助）。

头痛发作很频繁时，通过日记的形式记录患者 4～6 周的头痛情况比患者的回忆准确，有助于医生和患者了解病情。日记可记录日常细节，比如头痛发作和不发作的天数、严重程度、可能的诱因、急性期和预防药物的使用等❶。

按摩、伸展运动、热敷和姿势矫正均有利于减轻疼痛。认知行为疗法（cognitive behavioural therapy，CBT）对于不定期紧张性头痛与持续性紧张性头痛的疗效同药物治疗的疗效，并且对包括儿童和老年人在内的所有年龄范围的患者均有效，结合预防性药物治疗时效果更显著（见"频发发作"，第 83 页）。其他有效的方法包括放松练习、压力调节训练和减少咖啡因摄入。这些方法也可以提高患者在治疗疼痛过程中的自主能动性。

4.1.2 药物治疗

常常用简单的镇痛药终止**短暂发作**的紧张性头痛。

对于**儿童**，使用：

1 布洛芬 5～10mg/kg ［最大剂量 40mg/(kg·d)］，口服，

---

❶ 头痛月日记的模板可从加拿大头痛网站（http://headachenetwork.ca/headache_diaries.php）获得。

每6～8h 一次（每天最多 2.4g）；

或

l 对乙酰氨基酚 15mg/kg，口服，每 4～6h 一次，最大剂量 90mg/（kg·d）（每天最多 4g）。

16 岁以下的儿童应禁用阿司匹林，因为阿司匹林少数情况下和 Reye 综合征的发生有关。

对于**成人**，使用：

l 阿司匹林肠溶片 600～900mg，口服，若需要 4h 内重服一次；

或

l 双氯芬酸钾 12.5～25mg，口服，若需要 6h 内重服一次；

或

l 布洛芬 200～400mg，口服，若需要 6h 内重服一次；

或

l 萘普生钠 275～550mg，口服，若需要 6h 内重服一次；

或

l 对乙酰氨基酚肠溶片 1g，口服，每 4h 一次，每日最大剂量 4g。

暂无临床试验证明上述任何一种药物有效性较其他药物高。某些个体需要药量高于上述推荐剂量，此时联合应用含有可待因的镇痛药物效果会更好，若有睡眠需求可联合应用具有镇静作用的抗组胺药。尚未有关于可待因或抗组胺药在治疗紧张性头痛疗效方面的研究。曲坦类药物对治疗不定期紧张性头痛并无效果，但对治疗转换型偏头痛有效（见表 4-3）。目前缺乏关于环氧化酶-2（COX-2）抑制剂在治疗紧张性头痛方面的研究。

预防性药物应替代镇痛药来治疗**频发发作**或持续性的（慢性非缓解性）紧张性头痛。在理想的情况下，为了减少继发的过度用药性（反弹性）头痛的风险，每周规律使用镇痛药的天数应小于 2～3 天。某些个体可能会出现强迫用药的情况，这类药物还与焦虑和抑郁相关。预防性药物的

起效时间为数周，频繁使用镇痛类药物会抑制其疗效。对于频发性或持续性紧张性头痛、转换型偏头痛，用法：

阿米替林 10mg，口服，夜间，每日最大剂量为 75mg。

预防性用药需持续 3～6 个月然后逐渐减量至停药。

阿米替林的有效剂量在不同个体之间差异较大，但标准剂量范围为 50～75mg/d。它减轻头痛的疗效不依赖于其抗抑郁的作用。其他三环类抗抑郁药也可能有效，但目前缺乏数据的支持。如果阿米替林导致了严重的不良反应，那么可换用去甲替林或度硫平。选择性 5-羟色胺再摄取抑制药可能没有三环类抗抑郁药有效。

对于并发睡眠障碍的紧张性头痛患者，需要考虑抑郁的可能，建议联合抗抑郁治疗。要进一步了解抑郁治疗，见《治疗指南：精神病分册》。

对于并发焦虑症状的紧张性头痛患者，应采用一线治疗方案。

有人提出可用抗癫痫药（如丙戊酸钠、加巴喷丁）、针灸和 A 型肉毒毒素治疗频发性紧张性头痛，但目前缺乏关于其应用的证据。

4.2 偏头痛

无先兆性偏头痛（普通型偏头痛） 的特点为反复发作性的头痛，常为单侧、搏动样头痛，但少有明确的局灶性神经

功能障碍。头痛常伴有恶心、呕吐、畏光或恐声。

有先兆性偏头痛（经典型偏头痛）与普通型偏头痛相似，但局灶神经症状常在头痛之前或伴随头痛发生，常见症状包括视野缺损、头晕、感觉异常或言语障碍，有时情绪障碍也会出现。某些患者可能以先兆症状为主要临床表现，而头痛较为轻微或持续时间较短。目前已知存在先兆症状的偏头痛较为罕见，先兆症状包括偏瘫性偏头痛、基底性偏头痛和无头痛性先兆如视网膜性偏头痛。眼肌麻痹性偏头痛的患者需经仔细评估来排除颅内病变的可能性。

4.2.1 急性偏头痛发作

建议患者在安静、黑暗的房间中休息，尽量避免运动以及其他日常活动（包括阅读和看电视），首选服用阿司匹林或某种非甾体抗炎药。由于所需剂量可能较大，胃停滞会造成吸收障碍，所以一般推荐患者服用肠溶片。发作时，胃发生停滞并最终发展成恶心。结果是在一次发作的 1 个月内服用的药物会被不定期地吸收或呕吐掉。在治疗失败的众多原因中，延迟服药可能是可以被纠正的一项。若患者诉他们所选择的治疗确实无效，应鼓励他们尽可能在发作过程中接受治疗。

在治疗偏头痛的过程中应尽量避免使用阿片类镇痛药，仅在其他治疗均无效的情况下才可考虑。哌替啶是最常发生药物依赖作用而滥用的药物，反复服用可导致体内毒性代谢物的堆积，最终发生意识模糊和癫痫发作。哌替啶的替代药物包括吗啡、羟考酮和曲马多，但应用所有的阿片类药物需慎重。更多阿片类药物的相关信息，见《治疗指南：疼痛分册》。若需反复使用阿片类药物，应尽可能在有精神科医生或有疼痛治疗经验的内科医生的参与下，进行治疗。

4.2.1.1 一线治疗

（1）镇痛药

临床试验已证明以下药物是有效的：

1 阿司匹林肠溶片 600～900mg，口服，若需要 4h 内重服一次；

或

1 双氯芬酸钾 50～100mg，口服，若需要 6h 内重服一次；

或

1 布洛芬 200～400mg，口服，若需要 6h 内重服一次；

或

1 萘普生钠 550～825mg，口服，若需要 6h 内重服一次，每日最大剂量为 1375mg；

或

2 对乙酰氨基酚肠溶片 1g，口服，每 4h 一次，每日最大剂量为 4g；

或

3 酮洛芬 100mg，直肠给药，单一剂量。

某些个体需要药量比上述推荐剂量高，此时联合含有可待因的镇痛药疗效会更好，虽然可能并没有简单的镇痛药有效且有更多不良反应。若有睡眠需求可联合有镇静作用的抗组胺药。现在并没有关于检验抗组胺药或环氧化酶-2（COX-2）抑制剂在治疗偏头痛疗效方面的研究。

（2）止吐药

止吐药可通过增加镇痛药的吸收以及其他尚不了解的机制缓解头痛。

若单独用阿司匹林或者对乙酰氨基酚并不能有效缓解发

作，或恶心很严重时应加用：

1 多潘立酮 10～20mg，口服；

  或

1 甲氧氯普胺 10～20mg，口服；

  或

1 丙氯拉嗪 5～10mg，口服。

  若有明显恶心和呕吐，应使用：

1 甲氧氯普胺 10～20mg，肌内注射；

  或

1 丙氯拉嗪 25mg，直肠给药，若需要 6h 后再口服 5mg；或者肌内注射 12.5mg 丙氯拉嗪。

  若伴有持续性呕吐，需要住院治疗并静脉补液。

4.2.1.2 二线治疗

  若使用非甾体抗炎药或者简单的镇痛药（见第 86 页）后 1～2h 内头痛没有改善，或在以往治疗中失败过，可推荐较低剂量的曲坦类药物。偏头痛常伴发胃停滞，因此在每次发作早期干预会更有效，使用：

1 依来曲坦 40～80mg，口服，24h 内最大剂量 160mg；

  或

1 那拉曲坦 2.5mg，口服，24h 内最大剂量 5mg；

  或

1 利扎曲坦薄片 10mg，舌上含服，24h 内最大剂量 30mg；正在服用普萘洛尔的患者剂量应减半；

  或

1 舒马曲坦 50～100mg，口服，24h 内最大剂量 300mg；或 10～20mg，鼻内给药，4h 内最大剂量 40mg；

  或

1 佐米曲坦 2.5～5mg，口服，24h内最大剂量10mg。

若低剂量的曲坦类药物可被耐受但药效不大时，可在下次发作时使用更高的剂量。

虽然临床试验表明不同的曲坦类药物药效相似，但某种特定的曲坦类药物可能更适用于特定的个体。在一些个体中，舒马曲坦鼻内给药较口服给药吸收更好。对于发作中吞咽药片困难（比如因为恶心）的患者，利扎曲坦薄片是更合适的选择。有相当大比重的患者（达25%）对所有曲坦类药物均无反应。

头痛复发是服用曲坦类药物后的普遍问题，且这种复发与药物半衰期无关。通常在最后一次服药后6～24h内复发头痛，使用相同剂量可治疗，但是若患者对先前的剂量无反应，那么再次使用相同剂量也无益。那拉曲坦的这种问题相对不常见。联合应用曲坦类药物和一种非甾体抗炎药效果会更好，但即使这样也不能延缓曲坦类药物的作用时间。

若在前一次偏头痛发作时对口服或鼻内用药无反应（如上所述），或者由于呕吐而不能口服治疗，应使用：

1 二氢麦角胺 0.5～1mg，皮下注射或肌内注射，每日最大剂量3mg，每周最大剂量6mg；

　　　或

1 舒马曲坦 6mg，皮下注射，24h内最大剂量12mg。

患者可通过自动注射器自行皮下注射舒马曲坦，但因为价格高昂妨碍了大多数患者的应用。

> 24h内不能同时服用二氢麦角胺和曲坦类药物。

4.2.1.3 注意事项

合并血管或冠状动脉疾病、未被理想控制的高血压病患者应禁用二氢麦角胺和曲坦类药物。

在服用曲坦类药物后的几小时内脑内 5-羟色胺浓度会升高，但即便是联合其他可增加 5-羟色胺浓度的药物（如锂剂、选择性 5-羟色胺再摄取抑制药、单胺氧化酶、5-羟色胺和去甲肾上腺素再摄取抑制药、曲马多），发生 5-羟色胺中毒的风险也是很低的。但若在一次发作中反复使用一种曲坦类药物，5-羟色胺中毒发生的风险会增加。更多 5-羟色胺中毒的相关信息，见《治疗指南：毒理学与野外急救分册》。

吗氯贝胺（一种 MAO-A 抑制药）可以增加舒马曲坦、佐米曲坦和利扎曲坦的血浆浓度。圣·约翰草也能增加曲坦类药物不良反应的风险。

4.2.2　持续性偏头痛（偏头痛持续状态）

存在非常严重的偏头痛或头痛发作几天后仍难以缓解时，需要住院、静脉补液和肠道外治疗，使用：

1 氯丙嗪 0.1mg/kg，静脉滴注 30min 以上，若需要 15min 重复一次；

　　或

1 二氢麦角胺 0.25～1mg，静脉注射 2min 以上，每 8h 一次，持续 24～48h，在头痛消失后逐渐减量至停止；

　　或

1 氟哌利多 1.25～2.5mg，肌内注射，每 12h 一次，持续 48h；

　　或

1 丙氯拉嗪 3～10mg，静脉注射 2min 以上；

　　或

1 舒马曲坦 6mg，皮下注射。

氯丙嗪和氟哌利多会延长 Q-T_c 间期，伴心脏疾病、有家族猝死史、钾或镁缺乏（持续性呕吐之后）的患者应慎用。更多抗精神病药的相关信息，见《治疗指南：精神病分册》。

氯丙嗪、氟哌利多和丙氯拉嗪可导致剂量依赖性的镇静作用、直立性低血压和躁动（静坐不能）；起始剂量较低时，容易耐受。氯丙嗪和盐水（5mL/kg）一起静脉滴注可抵抗其降血压作用。

若24h内使用过曲坦类药物，应禁用二氢麦角胺。单用二氢麦角胺经常导致恶心，可以静脉联用低剂量丙氯拉嗪（3～4mg）或甲氧氯普胺（5mg）。应警示患者使用二氢麦角胺后短时间内可能会有一过性头痛加重。若头痛反复可每8h重复用药一次。因本药在溶液中性质不稳定，故不能缓慢滴注。

对于氯丙嗪、二氢麦角胺和丙氯拉嗪三种药物的用法，更倾向于静脉注射而非肌内注射，因为静脉注射更有效也更容易滴定，且肌内注射氯丙嗪刺激性和痛感明显，故应避免肌内注射。

可用甲氧氯普胺（5～10mg，静脉滴注）替代丙氯拉嗪，但疗效较丙氯拉嗪差。

有报道称注射用皮质类固醇类药物（如地塞米松12～20mg，静脉滴注）有一定疗效。也可静脉滴注利多卡因（如2mg/min，加以心电监测），但临床试验表明此药物仅对偏头痛有效，根据患者反应确定使用时长。

4.2.3　偏头痛发作的预防

4.2.3.1　非药物治疗

当患者头痛加重时他们会来咨询建议，通常这时候患者的头痛会不治而止，可能是因为临床医师对缓解患者头痛的关注引起了可改善头痛的强烈安慰剂效应。

认知行为疗法对于预防偏头痛的疗效与药物治疗的疗效相当，并且对包括儿童和老年人在内的所有年龄范围的患者均有效。其他有效的方法包括放松练习、压力调节训练、针灸和减少咖啡因摄入。这些方法鼓励患者更主动地治疗他们的疼痛，结合预防性药物治疗时这些方法疗效更好。

如果偏头痛发作的频率和严重程度足够干扰患者的工作、职业追求或者一般生活，应鼓励患者记录发作日记。若头痛发作很频繁，记录4～6周的头痛日记能帮助医生和患者理解病情，而且比患者对头痛发作的回忆要准确。日记可记录日常细节比如头痛发作时长和严重程度、可能的诱因、未发作的天数及急性期和预防药物的使用等[1]。

要进一步了解儿童偏头痛的预防，请见第96页。

4.2.3.2 药物治疗

如果患者经历每月持续超过2～3次的偏头痛发作，通常需考虑正规预防性的治疗，但治疗的依从性一般较差。

通常初始药物选择主要取决于偏头痛患者可能存在的潜在不良反应的评估，选择包括：

1 阿米替林10mg，晚间口服，每日最大剂量为75mg；

   或

1 苯噻啶0.5mg，晚间口服，每日最大剂量3mg；

   或

1 普萘洛尔20mg，口服，每日2～3次，最大剂量160mg；

   或

2 丙戊酸钠200mg，口服，每日2次，最大剂量800mg，有生育可能的女性禁用；

---

[1] 头痛月日记的模板可从加拿大头痛网站（http://headachenetwork.ca/headache_diaries.php）获得。

或

2 托吡酯 25mg，口服，每日 1 次，最大剂量 50mg，每日 2 次；
或

2 维拉帕米缓释片 90mg，口服，每日 1 次，一次最大剂量 240mg。

其他可使用的 β 受体阻滞药包括美托洛尔和阿替洛尔。

阿米替林的有效剂量在个体间差异很大，可每周逐次加量，直到头痛改善或不良反应也让患者觉得烦恼为止。它预防头痛的效果是独立于其抗抑郁作用的。其他三环类抗抑郁药也可能有效，但缺乏数据证明。如果阿米替林产生不可接受的不良反应，可使用去甲替林或度硫平。选择性 5-羟色胺再摄取抑制药可能没有三环类抗抑郁药有效。

其他可能有效的治疗有加巴喷丁、氟桂利嗪❶、硅酸镁铝、野甘菊和大剂量的维生素 B_2（核黄素，200mg，口服，每天 2 次）。

在一些情况下，预防性治疗开始的数周后头痛症状可能无缓解。在理想化的情况下，使用其他药物替代前应将药量加至最大耐受剂量继续治疗 1 个月。不推荐联合使用两种或以上的预防性药物。若头痛在 3～6 个月内得到良好控制，可考虑撤药（比如在 1 周或 2 周内减量），如果仍需使用药物，考虑逐渐减量。

4.2.3.3 顽固性病例

在一些顽固性病例中，美西麦角较其他预防性药物更有效，并且无镇静作用，使用：

美西麦角 1mg，每日 1 次。最大剂量每次 3mg，每日

---

❶ 氟桂利嗪未在澳大利亚注册使用，但可通过 Special Access Scheme 获得。电话：(02) 6232 8111；网址：www.tga.gov.au/hp/access-sas.htm。

2 次。

在一些情况下，因为长期用药后会有腹膜后、心包和胸膜纤维化的风险，应保守应用美西麦角。这些严重的不良反应常呈隐匿性进展，且在早期发展过程中很难监测到，如果突然停用美西麦角，这些不良反应可能不可逆。如果间断使用美西麦角（每使用 6 个月，停药 1 个月）且维持在尽可能最低的剂量，纤维化进展的风险可减小但不能完全消

> 美西麦角应间断使用且维持在尽可能低的剂量。

除。美西麦角应经 1 周以上的时间逐渐减量来预防撤药后偏头痛，若需要可在撤药 1 个月后重新引入。

4.2.4 女性偏头痛

4.2.4.1 月经性偏头痛

偏头痛对雌激素浓度改变较敏感，雌激素浓度稳定时（如妊娠期、绝经后等），常常相对无偏头痛。在月经前，雌激素浓度突然下降有可能诱发偏头痛发作。

月经性偏头痛（menstrual migraine）的急性治疗同偏头痛（见第 84 页）。

由于月经期能被可靠预测，短期正规的预防性用药可能是有效的。预防性治疗应在预期发作时间前开始，使用：

1 萘普生钠 550mg，口服，每天 2 次，预计偏头痛发作前 48h 服用，在预期发作时间之后继续使用（持续治疗时间为 4～10 天）；

或

1 在预期偏头痛发作开始前 48h，雌二醇凝胶每天 1.5mg，局部敷用，连续使用 7 天；

或

2 甲芬那酸 500mg，口服，每天 3 次，预计偏头痛发作前48h服用，在预期发作时间之后继续使用（持续治疗时间为4～10 天）。

若在月经期开始后才使用雌二醇凝胶一般都没有效果。经皮使用的雌二醇凝胶并未表现出有效性，很可能是因为雌二醇的血药浓度较低。

4.2.4.2 偏头痛、口服避孕药、激素替代疗法与卒中风险

在敏感的女性患者中，复合口服避孕药（combined oral contraceptive pills，COCPs）和其他雌二醇疗法有可能使偏头痛恶化，但在非敏感患者中，则有可能使偏头痛得到改善。仅含孕酮的避孕药（口服或缓释制剂）与复合口服避孕药相比，使偏头痛加重的可能性则较小。

相对于无偏头痛的人群，有偏头痛的人群发生卒中的风险增高。有先兆性偏头痛发生卒中风险加倍，无先兆性偏头痛实际上风险较小。复合口服避孕药进一步增加了卒中的风险。但是由偏头痛所致的卒中的发病率还是很低的（每年低于 5/100000），因此当没有其他避孕药可接受或合适时，复合口服避孕药可用于治疗偏头痛。

复合口服避孕药用于治疗先兆性偏头痛时应谨慎，尤其是先兆性发作非常频繁时。开始使用复合口服避孕药后应监测患者症状，若先兆性症状或头痛程度加重或持续时间延长，应停药。若还有其他卒中危险因素（吸烟或控制不佳的高血压）时，应避免使用复合口服避孕药。

仅含孕酮的避孕药（口服或缓释制剂）一般不会增加卒中发生风险。依托孕烯植入剂、释放左炔诺孕酮的宫内节育器、含铜节育器相较于复合口服避孕药来说能更安全地替代

避孕药。

复合口服避孕药的使用方法也适用于绝经期激素补充。低剂量的雌激素制剂对偏头痛女性患者来说更安全。皮下给予雌激素比口服给药更有效，因为皮下给药更能确保吸收且能避免会导致发作的血药浓度波动。先兆性症状或头痛程度加重或持续时间延长，应停药。

目前并无证据表明阿司匹林或其他的抗血小板药物对偏头痛引起的卒中有保护作用。

有关卒中的更多信息，见第 187~214 页。

4.2.4.3 偏头痛与妊娠

在妊娠的中期或晚期，偏头痛发作常常会减少或者消失。然而，少数女性会在妊娠期出现偏头痛。由于对胎儿的潜在危险性，药物治疗的选择常常会受到限制。

对于急性发作的治疗，对乙酰氨基酚较安全，但常常不足以控制严重的发作。甲氧氯普胺在妊娠期间使用安全，可联合对乙酰氨基酚提高其有效性。在妊娠期间，应禁用二氢麦角胺和曲坦类药物。

非甾体抗炎药在妊娠中期（32 周以内）可使用，因为并无任何数据提示胎儿畸形的概率增加，但这些药物在妊娠晚期均禁用，因为它们会引起胎儿动脉导管提前闭合、过期产、影响胎儿肾功能从而导致羊水过少。并且阿司匹林也有可能影响血小板功能，增加围生期出血风险，尤其是伴有复杂分娩的产妇。其他非甾体抗炎药也可有类似的影响。

肠道外使用类阿片肽如吗啡等可能较安全，但应该备用于严重的发作。重复剂量的类阿片肽可能引起药物依赖作用或母亲和新生儿的撤药症状。

对于偏头痛的预防性用药，传统使用普萘洛尔和美托洛尔，但难以确保其安全性。患者更青睐于非药物的技术（如认知行为疗法、放松训练），其治疗效果同药物治疗效果（见第 90 页）。

要进一步了解神经系统药物与妊娠，见附录 3。

4.2.4.4 偏头痛与哺乳

许多针对偏头痛急性期和预防性药物在哺乳期使用也是相当安全的（见第 85 页和第 91 页）。尽可能在哺乳后立即服药。另一种选择是母亲可使用挤出后储存的母乳或配方奶粉。

对于偏头痛急性期的治疗，更倾向于使用对乙酰氨基酚、布洛芬和双氯芬酸。若单独使用镇痛药效果很差，可使用依来曲坦或舒马曲坦。其他曲坦类药物的安全性尚未被充分研究。

阿米替林、美托洛尔、普萘洛尔、丙戊酸钠和维拉帕米可用于哺乳期偏头痛的预防。同孕期治疗，非药物疗法应联合或替代药物疗法（见第 90 页）。

要进一步了解神经系统药物与哺乳，见附录 3。

4.2.5 儿童偏头痛

儿童偏头痛的发作时间通常较短，入睡后的 2～3h 即可缓解，通常患儿需要的药物仅仅是对乙酰氨基酚或布洛芬。使用：

1 布洛芬 5～10mg/kg，口服，每 6～8h 一次，最大剂量为 40mg/(kg·d)（每日不超过 2.4g）；

　　或

2 对乙酰氨基酚 15mg/kg，口服，每 4～6h 一次，最大剂量为 90mg/(kg·d)（每日不超过 4g）。

由于阿司匹林与 Reye 综合征存在罕见的关联，应禁用于 16 岁以下的儿童。

由于甲氧氯普胺及丙氯拉嗪可引起躁动、肌张力障碍和镇静，应用时应谨慎。

如果镇痛药无效，大龄儿童可使用曲坦类药物。舒马曲坦（10～20mg，经鼻给药）、利扎曲坦（体重 20～40kg 用 5mg，口服；体重超过 40kg 用 10mg，口服）及佐米曲坦（2.5mg，口服）对青少年有效并且能被良好耐受。舒马曲坦的应用应该进行监测，以防止剂量的增加和过度服用 [见"过度用药性（反弹性）头痛"，第 105 页]。

目前尚未评估大多数偏头痛预防性治疗在青少年人群中的应用效果。经证实，有效的药物仅包括普萘洛尔、托吡酯和氟桂利嗪❶。伴有哮喘的儿童应禁用普萘洛尔。苯噻啶、可乐定和维生素 B_2 是无效的。关于阿米替林、赛庚啶、左乙拉西坦和丙戊酸钠的应用并无充分证据。

行为疗法（如放松训练、催眠疗法）是有效的，频发性偏头痛患儿可选择此治疗方法。

4.2.6　无头痛的先兆

偏头痛发作时可能不伴头痛的先兆。先兆通常持续 10～30min，并会以同样的形式再次发生。最常见的先兆症状是视觉障碍（闪光、锯齿形线、暗点、偏盲或一过性视力丧失）或眩晕。

无头痛的先兆与短暂性脑缺血（transient ischaemic attack，TIA）发作之间可能难以区分，因此需要咨询神经病学专家的意见。先兆症状可使患者非常烦恼，但其一般是无害的，并且难以抑制。急性期治疗通常无效，因为当药物

---

❶ 氟桂利嗪未在澳大利亚注册使用，但可通过 Special Access Scheme 获得。电话：(02) 6232 8111；网址：www.tga.gov.au/hp/access-sas.htm。

被吸收时先兆症状已经消失了。阿司匹林（100～600mg，每天2次）和偏头痛预防性治疗的其他药物（见第91页）可能对无头痛的先兆有效。

4.3 丛集性头痛

真性丛集性头痛罕见，主要见于男性患者。但"丛集性头痛"（cluster headache）一词常被误指成呈周期发作的偏头痛。丛集性头痛发作的持续时间（未治疗）比偏头痛的发作要短得多，且不同于偏头痛在发作期间会发生部位交替。疼痛围绕眼眶为中心分布，通常伴有单侧的流涕、流泪或结膜充血。典型的发作通常持续15min～3h。在每次独立的发作中疼痛反复发生，常常是在夜间，一般每天发作1～8次，接连数周或数月。丛集性头痛有时与阵发性偏头痛难以鉴别（见第101页）。

> 关于丛集性头痛的治疗应主要关注预防进一步的发作。

关于丛集性头痛的治疗应主要关注预防进一步的发作（见下文"预防性治疗"），需要情况下应阻断发作［见"桥接治疗"（第99页）和"急性期治疗"（第100页）］。

4.3.1 预防性治疗

诊断后应立即开始预防性治疗，应用：

1 维拉帕米缓释剂160mg或180mg口服，每日1次，每日最大剂量为360mg；

或

2 美西麦角1mg，口服，每日1次，最大剂量3mg，每日2次；

或

3 锂剂 250mg，口服，每日 2 次，根据临床反应和耐受力滴定，由血药浓度指导用药（见《治疗指南：精神病分册》）。

锂剂与很多药物存在相互作用，即使其血药浓度在治疗浓度范围内，也可产生毒性不良反应。更多锂剂的相关信息，见《治疗指南：精神病分册》。

高剂量的维拉帕米可导致神经传导异常，当每日剂量超过 240mg 时应考虑行肌电图检查。

长期应用美西麦角可导致腹膜后、心包和胸膜纤维化。这些严重的不良反应隐匿进展且在早期发展过程中很难监测到，如果突然停用美西麦角，可能这些不良反应不可逆。如果间断使用美西麦角（每使用 6 个月停药 1 个月）且维持在尽可能最低的剂量，可降低纤维化进展的风险，但不能完全消除。

> 美西麦角应间断使用且维持在尽可能低的剂量。

超过 1 周未发作，才能停止预防性治疗。复发时相同的预防性药物通常是有效的。若未及时见到对预防性治疗的反应，最好请神经病学专家会诊后采取进一步的治疗。在一些病例中，多种预防性的药物有可能需要同时联合应用。

其他治疗（数据有限或非随机）包括加巴喷丁、苯噻啶、丙戊酸钠、托吡酯和褪黑素。痛侧枕大神经周围局部浸润麻醉或皮质激素封闭治疗已应用多年，并且是一项低风险的操作。目前已开始应用直接针对三叉神经的手术，并且获得了不同程度的成功。在下丘脑植入电极刺激器已获得鼓舞人心的成果，但也存在显著的风险。

4.3.2 桥接治疗

预防性治疗开始后一般需要桥接治疗（bridging treatment）。皮质类固醇已经用来快速抑制发作（24～48h）。应用：

泼尼松（龙）50mg，口服，每日早晨一次，连用7～10天，然后于3周内逐渐减量直至停药。

在皮质类固醇减量的过程中，丛集性头痛有可能复发，因此在治疗的开始应用预防性药物是至关重要的（见第98页）。

4.3.3 急性期治疗

在很大比例的患者中，氧疗对于缓解丛集性头痛是有效的。100％以下的氧浓度无效。应用：

100％纯氧吸入15min。通过完全密封的一次性面罩调节以高流量吸入（10L/min）。

如果吸入15min后没有改善，应停止治疗，因为持续吸入纯氧未必有益处，并且长时间吸入纯氧存在导致氧中毒的风险。

氧疗可以在家中进行，但所需要的罐桶及其他医用气体供应设备较重。大多数家庭氧气设备仅能允许低浓度氧气的传输，常用于治疗呼吸系统疾病，然而低浓度氧气对丛集性头痛无效。

已经表明皮下注射舒马曲坦6mg对于丛集性头痛的急性发作是有效的，但较高的费用限制了其应用。其他可能有效的治疗有舒马曲坦20mg鼻内给药、二氢麦角胺1mg肌内注射或者4％的利多卡因溶液缓慢滴入痛侧的鼻内。鼻部充血有可能限制鼻制剂的有效性。在发作开始，口服制剂吸收太慢而难以奏效，除非是疼痛每天在同一时间发作。在这种情况下，预先应用曲坦类药物（24h给3次）有助于阻止发作进展。如果需要，麦角胺和曲坦类药物可以每天用几次。

令人惊讶的是，这些患者并不出现反弹性头痛。

4.4 阵发性偏头痛

复发性或慢性阵发性偏头痛（paroxysmal hemicrania）非常罕见。其与丛集性头痛有类似的症状，但通常发作持续时间短（2～25min），并且女性更常见。典型的发作以每天多次头痛为特征，常见累及的部位为眼部、额部、颞部，通常伴有流泪、鼻充血或出血。

阵发性偏头痛对丛集性头痛的预防药物有抵抗作用，但大剂量的吲哚美辛治疗有效，应用：

吲哚美辛 25～50mg，口服，每天 3 次。

吲哚美辛治疗后头痛减轻可视为阵发性偏头痛的一个诊断标准。治疗停止后疼痛复发，则需要持续治疗。

4.5 冰凿样头痛

冰凿样头痛（ice-pick headache）为突发的刺痛，常常为双侧，持续仅仅几秒，但可能非常严重，一天有可能发生 30 次或者更多。局部性的冰凿样头痛通常为良性，但需要仔细评估，因为有可能是由颅内肿瘤引起的。广泛的冰凿样头痛（如发生在双侧头部的多灶性头痛）几乎总是良性的并且可以持续数月到数年，可以放心。其病理生理学不明，但许多情况下也出现典型的偏头痛。如果有必要治疗的话，可应用：

吲哚美辛 25mg，口服，每日 2～3 次。

若吲哚美辛不被耐受，可以用另外一种非甾体抗炎药（如布洛芬）替代。

4.6 咳嗽性头痛、劳累性头痛和性交性头痛

由咳嗽、劳累或性交导致的新发头痛应及时评估以排除

肿瘤或蛛网膜下腔出血（见第 211 页）。突发起病的严重头痛应急查头颅 CT，若 CT 未见异常且患者在发作 24～48h 内，应行腰椎穿刺。神经体征出现时需要参考神经病学专家的意见。若患者在数天或数周后就诊，建议采用 CTA 或 MRI 筛查；向神经病学专家或神经外科医师咨询最合适的检查方法。

许多常见的头痛（如偏头痛、呼吸道感染及发热引起的鼻窦炎）在咳嗽或头部活动时加重。临床体格检查通常可排除这些常见原因。当咳嗽性或劳累性头痛单独持续存在时，最合适的检查是头 MRI，可以排除后颅窝病变。少见情况下枕骨大孔区的先天性畸形（如 Chiari 畸形）可引起咳嗽性头痛。

良性咳嗽性头痛、劳累性头痛和性交性头痛通常对吲哚美辛或其他非甾体抗炎药等预防性治疗有反应。性交性头痛可以发生在性高潮的前、中或后。性交性头痛的自然病程通常为数周，有自限性。

对于**咳嗽性头痛**，应用：

吲哚美辛 25mg，口服，每日 2～3 次。

对于**劳累性头痛或性交性头痛**，应用：

1 吲哚美辛 25～50mg，口服，在活动前 1～2h 服药；

或

1 任何其他非甾体抗炎药（如布洛芬 200～400mg，口服），活动前 1～2h 服药；

或

1 普萘洛尔 40mg，口服，每日 2～3 次，每日最大剂量为 160mg；

或

2 美西麦角 1mg，口服，活动前 1～2h 服药，每日最大剂量为 6mg。

按照上述用法，连续将普萘洛尔作为预防性治疗 1 个月，一些良性咳嗽性头痛的患者在（治疗性）腰椎穿刺后，缓解期可延长。

4.7　颈源性头痛

上颈段第 3～4 椎体外伤可导致头痛，但颈源性头痛（cervicogenic headache）的症状并不能与其他头痛清楚鉴别，颈部 X 线和扫描可能没有帮助甚至会产生误导性。上段颈椎产生的头痛通常位于枕部，可放射至额区或眶部。据称颈源性头痛典型特征是疼痛位于单侧枕区，颈部活动、咳嗽或过度劳累时可加剧，但是这些特征并未经验证。低节段颈椎起源的疼痛会放射至肩胛带和上背部，并不会导致头痛。颈源性头痛的临床特点和紧张性头痛及偏头痛有重叠，它们可以共存。

如果患者晨起时即头痛，放置一个支撑性颈枕可缓解症状。热贴可能在缓解急性疼痛时有帮助。治疗包括小心活动僵直或压痛的颈部关节，并伸展上颈部肌肉。接下来应开始预防性治疗，加强上颈部脊肌的灵活性和力量的特异性训练（见《治疗指南：风湿病学分册》）。

4.8　枕神经痛

真正的枕神经痛（occipital neuralgia）少见。疼痛呈间断性针刺样痛，分布于枕大神经或者枕小神经的部位（第二颈根，从枕部延伸到顶部的枕骨下区域）。也可能呈隐痛，可向额-眼眶部位和面部放射。C2 神经痛时可伴随流泪。
应用：

卡马西平缓释片 100mg，口服，每日 1～2 次；耐受时根据每周对药物的反应开始加量，最大剂量可增加至600mg，每日2次。

如果疼痛呈顽固性，可使用1%的利多卡因或者皮质类固醇类药物进行枕大神经的局部阻滞，可长期持续性或永久性缓解疼痛。

对于某些患者，可能需要采用颈环进行制动。经皮电刺激神经等其他疗法都是有效的。药物治疗无效是外科干预的指征。

4.9 巨细胞动脉炎（颞动脉炎）

巨细胞动脉炎（颞动脉炎）［giant cell arteritis (temporal arteritis)］是导致55岁以上患者新发头痛的重要原因。要进一步了解巨细胞动脉炎，见《治疗指南：风湿病学分册》。

4.10 物质滥用或戒断后头痛

详细询问关于药物（包括酒精和咖啡因）、疫苗和补充药物的应用是评估头痛很重要的一部分。药物可导致头痛这一不良反应，这种情况下撤药后头痛可缓解。当短期用药（如酒精和宿醉后头痛）或长期用药［如镇痛药和过度用药性（反弹性）头痛］后撤药也可导致头痛。

4.10.1 药物诱导性头痛

血管扩张药如二氢吡啶类钙通道阻滞药、硝酸盐类、5-磷酸二酯酶抑制药（如西地那非）和双嘧达莫常会引起头痛。众所周知，复方口服避孕药是引起偏头痛的原因之一，某些患者在无症状用药多年后出现头痛。激素替代疗法也可导致头痛，若想进一步了解，见第94页。自发性（良性）

颅内高压症是应用四环素后不常见的不良反应，但由于它们广泛应用于治疗痤疮，所以导致了类似病例的增多。非甾体抗炎药，尤其是吲哚美辛，有可能与反常性头痛相关。

如果没有其他明显的原因，应质疑任何与持续性或者复发性头痛有短暂相关性的药物。应通过停药来确定头痛是否由药物引起。

4.10.2 过度用药性（反弹性）头痛

过度用药性（反弹性）头痛［medication-overuse（rebound）headache］隐匿性发展与延长用于治疗急性头痛的药物使用频率有关。这种头痛和原发性头痛难以鉴别。并非每一位经常使用这些急性药物的人都会出现症状。尚无相关报道表明，某些头痛类型如丛集性头痛或其他类型头痛的患者先前有镇痛药（如关节炎）的频繁使用史。

过度用药性头痛常发生在每剂药物的效应衰减后，并可被再次服药所抑制。这会导致通过增加药物使用剂量来控制头痛，但这是徒劳无效的。

治疗急性头痛的药物名单很长，包括二氢麦角胺、曲坦类、阿片类、大多数镇痛药和咖啡因类。含有可待因或其他阿片类的复合镇痛药是过度用药性头痛的最常见原因。频繁使用上述任何药物都会逐步引起药物依赖状态。

每周持续服用这些急性药物 2～3 天以上的患者有发生过度用药性头痛的风险。这些药物的剂量逐渐增加是提示过度用药性头痛的临床线索。需经常增加用药剂量的头痛患者应查询这些急性药物的用法，同时添加一种预防性药物（见第 91 页）。应用预防性药物数周后，对疼痛的修饰作用才会凸显，但当患者存在过度用药性头痛时，该修饰作用会被阻滞。急性药物的减量必须先于预防性药物的应用或与预防性药物同时应用。

只有在停用药物 1 周或以上时，过度用药性头痛才能较可靠地被诊断。停药将会导致头痛加重（停药反应），这有可能持续数天。随后，在接下来的数周和数月中，头痛会逐渐减轻。

在撤药过程中，一些机构支持有限量服用 NSAIDs（如萘普生）、止吐药（甲氧氯普胺）、抗组胺药和（或）低剂量的阿米替林（夜间服用）。其他机构则推荐短周期高剂量的口服泼尼松（龙）（晨起服用 50mg）。目前尚缺乏能正确指导治疗的临床试验数据。撤药对于存在躯体或精神依赖或抑郁的个体来说可能很困难，来自主治医师、家人及朋友的支持是成功戒断的重要部分。

若存在急性药物的持续滥用，进一步治疗则需咨询在疼痛管理方面有经验的精神病学家或内科专家。偶尔患者需住院治疗以戒除过度的急性药物。可在心电监护下静脉注射利多卡因或者静脉给予二氢麦角胺。由于复发很常见，患者出院后可能需要认真随访。

4.11 外伤后头痛

外伤后头痛（post-traumatic headache）可出现在头部轻度损伤之后，其特点为持续性或近乎持续性的弥散性分布的头痛，常常伴有易怒、注意力不集中、头晕、对酒精耐受降低、性欲丧失和抑郁症状。头部外伤后可继发偏头痛，可按前述治疗（见第 84～98 页）。

外伤后头痛可持续 6～12 个月。治疗的开始应严格和反复强调，头痛并不是由于头部受伤所致，应基于充分的评估，包括 CT 等检查，以排除硬膜下血肿。应向患者保证并解释，回归正常生活对病情是无害的。

初始治疗应加用简单的镇痛药。应用：

1 阿司匹林 600mg，口服，排除颅内出血后若需要每 4h 一次，小于 16 岁的儿童禁用；

　　或

1 对乙酰氨基酚 1g，口服，若需要每 4h 一次，每日最大剂量为 4g。

对于由肌肉的紧张或颈椎外伤所致的持续性头痛，建议行头颈部肌肉按摩及活动、放松疗法或者特殊训练。

镇痛药持续应用超过 4 周可能会导致过度用药性头痛，在这种病例中，可通过服用频发性偏头痛的预防性药物来治疗（见第 91 页）。

对于伴随易怒和失眠的持续性头痛，应用阿米替林和丙戊酸钠：

1 阿米替林 10mg，每晚口服，可加量至每日 75mg；

　　或

1 丙戊酸钠 200mg，口服，每日 2 次，可加量至 800mg，每日 2 次，哺乳期女性禁用。

4.12　腰穿后头痛

腰穿后头痛（post-lumbar puncture headache）很常见，并可伴有严重的恶心和呕吐。典型的症状为当站立或坐起时出现头痛，躺平后头痛迅速缓解。这是一种低颅压型头痛，考虑是由于穿刺部位的脑脊液持续渗漏所致。多数患者头痛在 2～7 天内自发缓解。

若使用小口径或防损伤（尖头）的腰椎穿刺针，腰穿后头痛可能会更少见，但若常规使用这种腰穿针不现实，因为脑脊液的流出和采集会很慢而且不稳定。在穿刺针退回硬脊膜前应将探针先退回。

基于观察性证据治疗，一般推荐为穿刺后卧床休息数小时，并大量摄入液体；但这些推荐可能无效。已有人使用口服（300mg）或静滴咖啡因，但是咖啡因的不良反应可能远超过缓解头痛的益处。

持续性头痛通过硬膜外出血修补治疗：在腰椎穿刺点附近硬膜外腔内注射 10～20mL 自体血。如果第一次修补无效，可重复进行。建议向经验丰富的麻醉师或者放射科医师寻求指导。

低颅压型头痛少有因自发性脑脊液漏而出现复发的情况。对其检查和治疗有可能较复杂，建议向神经病学专家寻求指导。

第5章

运动障碍疾病

运动障碍疾病包括随意运动与自主运动的增多或减少，并且与无力和强直不相关。运动增多的疾病为**运动增加性**运动障碍疾病，常见的有震颤、舞蹈症、抽动、肌阵挛和肌张力障碍。运动减少的疾病为**运动减少性**运动障碍疾病，常见的有动作迟缓、僵硬和精神运动迟滞。

运动障碍疾病既指**症状**也指可导致症状的宽**疾病**谱。这

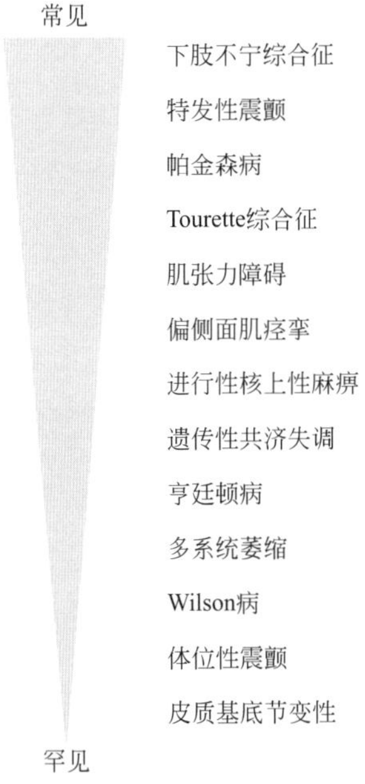

常见

下肢不宁综合征

特发性震颤

帕金森病

Tourette综合征

肌张力障碍

偏侧面肌痉挛

进行性核上性麻痹

遗传性共济失调

亨廷顿病

多系统萎缩

Wilson病

体位性震颤

皮质基底节变性

罕见

图 5-1 运动障碍疾病的发病率（从高到低的顺序）

些疾病并非都存在临床定义，并且它们的基础病因和病理生理机制复杂多样。大多数治疗为对症治疗且有效性差异很大。图 5-1 中列举了一些运动障碍疾病。本章总结了最重要的运动障碍疾病的治疗。要进一步了解下肢不宁综合征，见《治疗指南：精神病分册》。

要进一步了解本章出现的术语，见"术语表"（第 249 页）。

5.1 帕金森病

出现以下五大基本症状中 2 个或 2 个以上的症状，即为帕金森样症状：

- 运动迟缓；
- 静止性震颤；
- 肌强直；
- 姿势反射丧失；
- 步态僵硬。

散发特发性帕金森病是导致帕金森样症状的众多原因中最常见的一种。临床诊断标准可帮助鉴别帕金森病与其他病因所引起的帕金森症状。但是病理研究表明临床诊断的准确性仅为 80% 左右。

支持诊断的特征包括单侧静止性震颤、对左旋多巴反应性良好、疾病进展和持续性不对称。在框 5-1 中列举了一些临床特点，为特发性帕金森病的诊断快速概览。若对于诊断有任何疑问，建议咨询专家意见。可以进行药物激发试验，目前各种功能成像研究也有助于诊断。

目前越来越多的人认识到帕金森病的非运动方面是致残的主要原因，包括疲劳、抑郁、睡眠障碍、便秘、膀胱和其他自主神经功能障碍（性功能、胃肠道功能）、疼痛及其他感觉主诉。痴呆常见于疾病晚期，发病率为 $20\%\sim40\%$，是治疗方面的重要问题。

框 5-1　可帮助诊断帕金森病的危险信号

- 早期痴呆；
- 早期跌倒；
- 早期的严重自主神经功能障碍；
- 其他神经系统体征，如上运动神经元损伤体征、异常眼球运动或小脑体征；
- 起病早期多巴胺拮抗治疗（如抗精神病药、甲氧氯普胺）；
- 对大剂量左旋多巴缺乏反应（排除吸收障碍引起的）；
- 反复卒中病史，伴随帕金森特征的逐渐进展。

近十年，许多帕金森病相关的基因被认识到，但是在散发性病例中基因突变仅占 $1\%\sim2\%$。认识到突变基因在目前对治疗无特殊提示意义。

5.1.1　帕金森病的早期治疗

帕金森病无法治愈，有两条治疗原则：

- 尝试以最小药物剂量维持患者尽可能长时间的功能；
- 根据疾病分期和主要症状制订个体化治疗方案。

图 5-2 中总结了帕金森病的早期管理。

5.1.1.1　非药物治疗

非药物治疗在帕金森病的所有阶段均非常重要。研究表明多样化的运动形式（包括综合康复、主动化音乐疗法、平板训练、平衡训练和暗示运动训练）对改善帕金森病患者的结局是有效的。虽然功能改善不明显且不持久，但物理治疗可让患者主动参与到他们的疾病管理中。同样的，提供关于管理疾病的实用性建议也是有帮助的，如采用缎料被面（有助于患者翻身），增加膳食纤维和蔬菜（缓解帕金森病中常

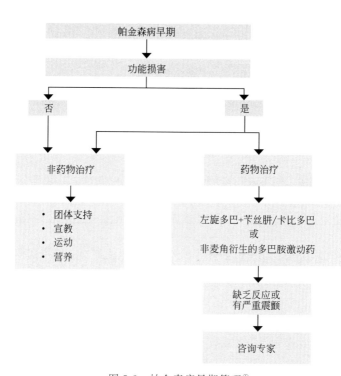

图 5-2　帕金森病早期管理①

① 这是帕金森病早期管理的简洁描述，需要和

第 111～117 页的文本资料一起阅读。

见的便秘症状）。

5.1.1.2　药物治疗

大多数人认为无功能损伤的帕金森病患者不需药物治疗。初始治疗的选择取决于年龄、职业、活动、经济情况、患者喜好及认知下降程度。治疗需**个体化**。

目前没有药物被证实有确切的长期神经保护作用。据说营养性的补充剂（如维生素 E、维生素 C、辅酶 Q10）可有保护神经的作用，但其有效性尚未被证实。设计监测药物神经保护作用的研究存在方法学上的困难，尚无任何证据证明任意一种药物可延缓帕金森病的进展。

(1) 左旋多巴

先前，帕金森早期应用左旋多巴是存在争议的，因为实验数据表明左旋多巴会加速疾病的进展，但一项随机、双盲、安慰剂对照实验驳倒了此理论。

尤其对于老年患者（超过 70 岁）或认知功能减退的患者，左旋多巴在所有抗帕金森病的药物中最有效且不良反应最小。然而，症状波动和药物诱导性运动障碍是联合高剂量多巴胺（每天超过 600mg）和多巴胺激动药治疗后的长期并发症，因此在疾病早期应用低剂量的左旋多巴。

(2) 多巴胺激动药

多巴胺激动药可作为早期帕金森病的单一治疗药物，但应警示患者存在行为性不良反应的风险，包括病理性购物、饮食、收藏癖、赌博、性冲动、药物滥用、重复性行为（不断组装和拆卸，如修理引擎或拼接衣柜）。左旋多巴也可产生此不良反应，但多巴胺激动药尤为明显（虽然并没有一种药物优于或差于其他药物）。3%～8%的患者会发生病理性赌博，2%～8%的患者性欲增高，3%～4%患者出现强迫性用药行为。不建议让既往有赌博病史的患者应用多巴胺激动药。

麦角衍生的多巴胺激动药卡麦角林和培高利特增加心脏瓣膜损伤的风险。还应认识到有胸膜和心包纤维化的不良反应。若给患者开立了麦角衍生的多巴胺激动药的处方，应让患者每 6 个月复查心脏超声。麦角衍生的多巴胺激动药不应作为初始治疗；非麦角衍生的多巴胺激动药效果更佳（如普拉克索、罗替高汀或罗匹尼罗）。

（3）其他药物

单胺氧化酶 B（monoamine oxidase type B，MAO-B）抑制药司来吉兰和雷沙吉兰[1]可轻度改善帕金森病的症状。一项相对短期的试验显示雷沙吉兰（每日 1mg 而非 2mg）对阻止疾病进展有一些作用[2]。

对于震颤非常明显的患者，当左旋多巴药效不充分时，可选择性应用或联合应用金刚烷胺或抗胆碱药，需征求专家建议。

（4）初始治疗

并没有高级的治疗流程，但是图 5-2 展示了基本的管理方法，表 5-1 总结了治疗药物。所有抗帕金森病的药物均需从小剂量起始，数天或数周后逐渐加量，这样可减少不良反应发生风险且提高治疗依从性。数周后可观察到清晰的治疗反应。应用：

1 左旋多巴 50mg＋苄丝肼 12.5mg，口服，每日 3 次，在 1～2 周时加量至 100mg＋25mg，每日 3 次；

　　或

1 左旋多巴 50mg＋卡比多巴 12.5mg，口服，每日 3 次，在 1～2 周时加量至 100mg＋25mg，每日 3 次；

　　或

1 普拉克索速释剂型 0.125mg，口服，每日 3 次，缓慢加量直至生效，每日最大剂量为 1.5mg，每日 3 次；或者普拉克索速缓剂型 0.375mg，口服，每日 1 次，慢加量直至生效，

---

[1] 雷沙吉兰未在澳大利亚注册使用，但可通过 Special Access Scheme 获得。电话：(02) 6232 8111；网址：www. tga. gov. au/hp/access-sas. htm。

[2] Olanow CW，Rascol O，Hauser R，Feigin PD，Jankovic J，Lang A，et al. A double-blind, delayed-start trial of rasagiline in Parkinson's disease. N Engl J Med，2009，361(13)：1268-1278.

每日最大剂量为 4.5mg，每日 1 次；

或

1 罗替高汀 2mg，每日皮下注射，每周加量 2mg 直至达到有效剂量，每日最大剂量为 8mg。

表 5-1　用于帕金森病及帕金森叠加综合征的药物

药物	常规剂量范围	不良反应
左旋多巴		
左旋多巴＋苄丝肼	50mg＋12.5mg 到 250mg＋62.5mg，口服，每天 3 次①	恶心及呕吐（初期）、直立性低血压、不自主运动、神经精神症状
左旋多巴＋卡比多巴	50mg＋12.5mg 到 250mg＋62.5mg，口服，每天 3 次①	
非麦角衍生的多巴胺激动药		
阿扑吗啡②	剂量较复杂，可间断性皮下注射或泵入，见产品信息	恶心（需提前应用多潘立酮）、神经精神症状、注射部位反应
普拉克索	速释型：0.125～1.5mg，口服，每日 3 次 缓释型：0.375～4.5mg，口服，每日 1 次	恶心、神经精神症状、嗜睡、疲劳、直立性低血压、行为障碍（病理性赌博及性欲增高）、用药局部反应（罗替高汀）
罗匹尼罗③	0.25～8mg，口服，每日 3 次	
罗替高汀	每日 2～8mg 经皮给药	
麦角衍生的多巴胺激动药		
溴隐亭	由于不良反应风险高，麦角衍生的多巴胺激动药不再做推荐。应用此类药物患者的管理应咨询专家	纤维化（胸膜、肺、腹膜后）、心脏瓣膜关闭不全（卡麦角林和培高利特）、恶心、神经精神症状、直立性低血压、红斑性肢痛症、行为障碍（病理性赌博及性欲增高）
卡麦角林		
培高利特		

（页边）第 5 章　运动障碍疾病

药物	常规剂量范围	不良反应
儿茶酚氧位甲基转移酶(COMT)抑制药		
恩他卡朋④	200mg,口服,和每剂量的左旋多巴同时服用	潜在的左旋多巴不良反应、腹泻、尿色变浅
单胺氧化酶 B(MAO-B)抑制药		
司来吉兰	2.5～5mg,口服,每日 1 次或 2 次(早晚各 1 次)	失眠、神经精神症状
抗胆碱药		
苯海索	2mg,口服,每日 2～3 次	神经精神症状、口干、尿潴留、便秘、视物模糊、直立性低血压
苯托品	1～2mg,口服,每日 2 次	
比哌立登	1～2mg,口服,每日 1～4 次	
其他		
金刚烷胺	100mg,口服,每日 2 次	神经精神症状、噩梦、失眠、网状青斑、踝部水肿

① 药物剂量均适用于速释剂型,关于剂量和缓释剂型的管理参见产品信息。

② 在澳大利亚,阿扑吗啡可以通过 section 100 (Highly Specialised Drugs Program) 获取。最新信息请见药物福利计划网站 (www.pbs.gov.au)。

③ 在海外,罗匹尼罗应用于帕金森病很广泛,但仅被澳大利亚药物管理局 (Therapeutic Goods Administration, TGA) 批准用于下肢不宁综合征。

④ 恩他卡朋也可联合用药:左旋多巴+卡比多巴+恩他卡朋。

这些药物可导致恶心,但一般可迅速耐受,与食物一起嚼服可能会有帮助。恶心若造成困扰,可短期使用多潘立酮

（10mg，口服，每天 3 次）。应避免使用甲氧氯普胺、丙氯拉嗪及其他通过多巴胺阻断止吐药，这些药物可加重帕金森病病情。

> 帕金森病患者应避免使用甲氧氯普胺和丙氯拉嗪。

5.1.2　帕金森病的进展期及非运动性并发症的治疗

大多数患者在帕金森病进展期需要服用左旋多巴。长期应用左旋多巴会使其平稳的药效逐渐减退，并导致运动并发症。

帕金森病的非运动性并发症在疾病进展期也会变得越来越棘手。这些非运动性并发症包括自主神经功能症状（如直立性低血压、膀胱功能障碍、便秘、性功能障碍）、疼痛及其他感觉性症状、吞咽困难、疲劳、睡眠障碍和精神症状（如抑郁、焦虑、痴呆、精神分裂）。自主神经功能症状一般不如在多系统萎缩中严重（见第 121 页）。

图 5-3 总结了帕金森病进展期运动性和主要非运动性症状的管理。人们常常选择联合治疗。药物治疗的调整相当复杂，需要相关专家调整。

关于便秘的治疗，请见《治疗指南：胃肠病分册》。要进一步了解男性性功能障碍，请见《治疗指南：内分泌分册》。

5.1.2.1　运动性并发症

采用左旋多巴治疗的大多数患者都会有运动性并发症产生，如：

● 症状波动，包括可预测及不可预测的药效减退、间断性剂量减退、个体剂量的药效延迟或不佳；

● 药物诱导性舞蹈症或肌张力障碍（也称作运动障碍）。

越早出现帕金森症状的患者预后越差，有左旋多巴剂量

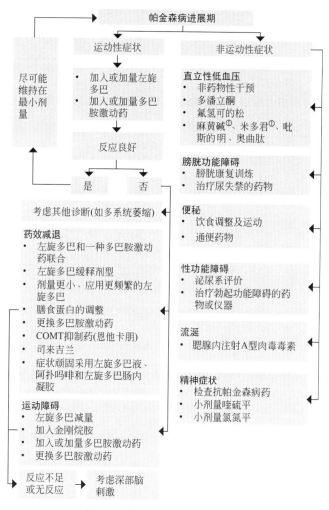

图 5-3　帕金森病进展期的管理

① 麻黄碱、米多君未在澳大利亚注册使用，但可通过 Special Access Scheme 获得。电话：(02) 6232 8111；网址：www.tga.gov.au/hp/access-sas.htm。

更高及疾病周期更长的风险。

运动性并发症的治疗经常需要更小、频率更高甚至是间断性剂量的左旋多巴。高蛋白饮食可干扰左旋多巴的吸收，因此饮食调整及避免在进食时服药可能会有帮助。坚持规律服药也很重要，因为患者的规律用药发生变化可能会导致症状恶化。

5.1.2.2　膀胱功能障碍

膀胱功能障碍（bladder dysfunction）在帕金森病中很常见，尤其在疾病的晚期。逼尿肌的过度运动最常见（导致尿频、尿急及偶发的急迫性尿失禁），但梗阻症状（如排尿踌躇、尿流变细）也时有发生。男性需要与前列腺增生症鉴别，相反，若不能识别帕金森病的膀胱症状也会导致不必要的前列腺手术。

轻度膀胱功能障碍仅需限制夜间入量。多巴胺能治疗对于缓解尿路症状是无效的，可能需要其他治疗方法（推荐策略见第149页"膀胱症状"）。

5.1.2.3　直立性低血压

直立性低血压（orthostatic hypotension）在帕金森病中发病很常见，可以导致严重的并发症如跌倒和外伤，治疗上需要检查抗帕金森病药物及其他药物如抗高血压药物。

非药物性建议包括：

- 避免极热、酒精、暴饮暴食、拉伸及快速起床；
- 增加水钠摄入；
- 少食多餐；
- 在水平位置上进行锻炼（如游泳）。

如需药物治疗，应用：

1　多潘立酮10mg，口服，每日3次；

　　或

2 氟氢可的松 0.1～0.5mg，口服，每日 1 次。

吡斯的明、麻黄碱、米多君❶和奥曲肽可能对顽固性病例有用——寻求专家建议。

僵硬或直立性低血压相关性跌倒是一个重要的治疗难题，若有理疗师或多学科交叉诊所的协助，治疗会更得心应手。

5.1.2.4　精神症状

抗帕金森病疗法常常导致精神症状，尤其是在老年患者、认知障碍的患者以及服用抗胆碱药的患者中。首先应及时重新评估抗帕金森病的治疗，包括左旋多巴减量、停抗胆碱药和多巴胺激动药。

若精神症状一直很棘手，小剂量第二代抗精神病药会有帮助。氯氮平是最有效的，甚至可以改善运动功能，但其有毒性，需要监测。因此小剂量的喹硫平（25～50mg，口服，每日 1 次）更受青睐。

常用的药物有奥氮平、利培酮和阿立哌唑，但这些药物可能效果不佳，大剂量应用时还会恶化帕金森症状。因为使用老一代抗精神病药（如氯丙嗪、氟哌啶醇）也会恶化帕金森病，应避免使用。

5.1.2.5　手术治疗

越来越多的人将外科手术应用于帕金森病治疗，首选治疗方法为丘脑底核或内侧苍白球高频深部脑刺激。此项治疗可成功应用于症状波动和运动障碍非常严重的患者，但对于缓解疾病认知缺陷、非运动性症状和某些运动性症状（尤其

---

❶ 麻黄碱、米多君未在澳大利亚注册使用，但可通过 Special Access Scheme 获得。电话：（02）6232 8111；网址：www.tga.gov.au/hp/access-sas.htm。

是姿势不稳、跌倒、构音障碍和"开"期僵硬）无效。

适合行手术治疗的患者：

- 明确诊断为重型特发性帕金森病；
- 不能耐受高剂量的多巴胺激动药；
- 药物治疗无法控制运动性并发症。

不适合行手术治疗的患者：

- 伴有重大精神疾病；
- 认知损害；
- 伴有其他重大疾病；
- 安装心脏起搏器（深部脑刺激）；
- 左旋多巴抵抗的帕金森病，特别是以震颤症状为主的疾病；
- 高龄（相对禁忌）。

5.2 帕金森叠加综合征

5.2.1 多系统萎缩

多系统萎缩（multiple system atrophy）并无特殊的药物治疗，患者对左旋多巴的反应差异很大，尤其是在疾病早期，有时会产生药物诱导性运动障碍。大多数治疗方法旨在针对自主神经功能障碍。

对于存在直立性低血压的患者，非药物治疗可能是有帮助的（见第 119 页）。其他手段包括使用弹力袜、床头摇高、使用助步器及轮椅等。

扩容的一线药物如下：

1 氟氢可的松 0.1～0.5mg，口服，每日 1 次；

和（或）

2 吲哚美辛 50mg，口服，每日 3 次。

疑难病例可以采用去氨加压素、奥曲肽、麻黄碱和米多君❶治疗。联合奥曲肽与米多君时，药效更好。普萘洛尔和 α_2 受体激动药育宾亨❷也可能有效。

残余尿量或尿动力学研究的评估可以指导治疗尿失禁。若存在排尿困难及大量残余尿，α_1 受体阻滞药（如哌唑嗪）可能会有帮助，但常常出现直立性低血压，因此会限制此类药物的使用。抗胆碱药（剂量相关信息见第 149 页）、间断导尿或膀胱注射 A 型肉毒毒素可治疗逼尿肌反射亢进。

5.2.2　进行性核上性麻痹

进行性核上性麻痹（progressive supranuclear palsy）经药物治疗效果不明显，但有时经左旋多巴或多巴胺激动药可有助于治疗。与帕金森病治疗类似，药物应从小剂量逐渐加量，至少数周方可观察到药物疗效。

5.2.3　皮质基底节变性

皮质基底节变性（corticobasal ganglionic degeneration）和进行性核上性麻痹及多系统萎缩一样，并无特效治疗方法，但某些患者对左旋多巴有一定程度的反应。氯硝西泮可能对动作性肌阵挛有效。注射 A 型肉毒毒素可缓解眼睑痉挛以及其他局灶性肌张力障碍。

5.3　特发性震颤及其他相关疾病

5.3.1　特发性震颤

频率分布于 $4\sim12\,Hz$（高龄人群接近下限值）的姿势性

---

❶ 麻黄碱、米多君未在澳大利亚注册使用，但可通过 Special Access Scheme 获得。电话：（02）6232 8111；网址：www. tga. gov. au/hp/access-sas. htm。

❷ 育宾亨未在澳大利亚注册使用，但可通过 Special Access Scheme 获得。电话：（02）6232 8111；网址：www. tga. gov. au/hp/access-sas. htm。

或动作性震颤通常是特发性震颤（essential tremor）唯一的症状，严重时偶尔会出现静止性震颤、轻度肌张力及步态异常。通常有家族史及饮酒后的暂时缓解，但具有变异性。

特发性震颤极易与帕金森病或其他相关震颤混淆，症状上有重叠。在开始治疗之前，应排除药物或毒物诱导性震颤以及潜在系统性疾病如甲状腺功能亢进症。

5.3.1.1 药物治疗

症状较轻的患者不需要特殊治疗。那些饮酒有效的患者需谨慎饮酒（可能出现滥用酒精）。是否饮酒治疗，还需伦理维度上的商榷，尚需要更谨慎的临床评估。

药物治疗经常令人失望。目前仅普萘洛尔和扑米酮两种药物有明确的抑制特发性震颤的效用，这两类药可能是等效的，但扑米酮耐受性较差，尤其在高龄患者中。起始采用普萘洛尔治疗是合理的，这取决于患者年龄和合并的全身疾病。采用：

1 普萘洛尔 10mg，口服，每日 2 次，每日最大剂量160mg，分 2～3 次服药，缓慢滴定数周；

或

2 扑米酮 62.5mg，睡前口服，最大剂量可达 250mg。缓慢滴定数周。

有时需要联合应用普萘洛尔和扑米酮。有证据证明阿替洛尔（一种选择性 β 受体阻滞药）有效，而苯巴比妥无效，但在使用扑米酮的前 10 天内应用苯巴比妥预治疗（每日90mg）后，扑米酮不良反应将减至最低。

普萘洛尔或扑米酮治疗失败时，苯二氮䓬类或加巴喷丁偶尔起效，应用：

1 阿普唑仑 0.125mg，口服，每日 1 次，最大剂量可达

1mg，每日 3 次；

或

1　氯硝西泮 0.25mg，口服，每日 1 次，最大剂量可达 2mg，每日 3 次；

或

1　加巴喷丁 300mg，口服，每日 1 次，最大剂量可达 600mg，每日 3 次。

5.3.1.2　难治性特发性震颤

对于严重的肢体震颤患者，当药物治疗失败时，可转向丘脑深部脑刺激或定向立体丘脑切除术治疗，但头部或躯干震颤的患者不考虑上述治疗。然而费用与可行性影响外科治疗的选择。丘脑腹中间核深部电刺激是一项单侧手术，效果十分明显，可减少至少 75% 患者的震颤，最长可维持 5 年。立体定向丘脑切除术后可并发一过性偏瘫或智能缺损，而双侧丘脑切除术后可并发构音障碍和共济失调，因此应尽量避免。

5.3.2　任务特异性震颤

某些动作性震颤仅在完成特定任务内容时发生，应与特发性震颤鉴别，但一般不常见。最常见的为**原发性书写震颤**（primary writing tremor），表现为书写过程中，手臂旋前动作诱发旋前-旋后震颤，伴有特发性震颤的电生理特征。相较普萘洛尔，原发性书写震颤往往对抗胆碱药或扑米酮（见第 123 页）治疗反应更好。当已应用慢性高频刺激时，书写设备（捆绑于患手以用来持笔并支撑）也被发现有效，应在第一时间内尝试。

原发性书写震颤也应与书写者痉挛仔细鉴别，二者治疗上不同（见"职业性肌张力异常"，第 128 页）

5.3.3　孤立性震颤

与特发性震颤相似，动作性震颤会单独影响特定身体部分。孤立性下颌震颤（有时为常染色体显性遗传）和孤立性头部或舌震颤就是典型的例子。这些震颤很少需要治疗。

5.3.4　体位性震颤

体位性震颤（orthostatic tremor）有时会与特发性震颤混淆，但其有一些重要的不同的临床和治疗特点。表现为迅速发生的腿部及躯干震颤，频率为特发性震颤的 2 倍。站立后数秒或数分钟出现，坐下或行走后可改善。表面肌电图示独特的改频震颤（14～16Hz）时可确诊。与特发性震颤不同，体位性震颤对普萘洛尔无效。

尽管缺乏对照性研究，氯硝西泮被认为是体位性震颤最有效的治疗，疗效为轻微改善到几乎完全缓解。治疗剂量经常较高，其镇静及共济失调等作用使治疗复杂化，用法用量：

氯硝西泮 0.25mg，口服，每日 1 次；最大剂量 2mg，每日 3 次。

对照试验显示若氯硝西泮无效时，应用加巴喷丁可获益，用法用量：

加巴喷丁 300mg，口服，每日 1 次；数周后增量 300～400mg，至 900mg，每日 3 次。

非对照开放式研究也报道了应用左旋多巴、苯巴比妥、扑米酮和丙戊酸钠可获益。

5.4　舞蹈症和投掷症

舞蹈症（chorea）的治疗经常需要针对潜在的病因治疗；举例来说，帕金森病中药物诱导性舞蹈症（见第 117

页）和亨廷顿病中的严重舞蹈症的治疗是不一样的。舞蹈症一般不需治疗，一些病例（如卒中后偏身投掷症或妊娠舞蹈症）可自发缓解。一般治疗方法包括阻断突触后 D_2 受体、减少多巴胺或增加 γ-氨基丁酸（GABA）神经传递。若需要长期治疗时，为减少迟发综合征的发生风险，应尽量避免 D_2 受体阻滞药物。推荐专家会诊。

对于期待性**短期治疗**，应用：

1　氯硝西泮 25mg，口服，每日 1 次或 2 次❶；

　　或

1　氟哌啶醇 1～2mg，口服，最多每日 4 次❶。

对于期待性**长期治疗**，应用：

丁苯那嗪 12.5mg，口服，初始每日 1 次，耐受后可增量至 25mg，每日 3 次。

对于**西登哈姆舞蹈症**或**舞蹈手足徐动症**，在控制舞蹈症方面抗癫痫药非常有效，且发生不良反应的风险低，应用：

1　丙戊酸钠 7.5～10mg/kg，口服，每日 2 次（最大剂量2500mg，每日 1 次），有妊娠计划的女性禁用；

　　或

2　卡马西平（优先选择控释剂型）3.5～10mg/kg，口服，每日 2 次（每日最大剂量 1200mg）。

抗精神病药（列举于"短期治疗"中，见上文）是替代性选择。第二代抗精神病药和氯硝西泮也有一定效果。高剂量皮质类固醇可能对严重或抵抗性西登哈姆舞蹈症患者有效。

当儿童突然撤停抗精神病药时，患儿可能会出现类似于西登哈姆舞蹈症的全身性舞蹈样动作，这被称作"紧急戒断

---

❶ 这些药物应慎用于伴心脏传导问题的患者，尤其是高剂量应用时。

综合征"，重新应用抗精神病药并逐步减量可治疗。

5.5 肌阵挛

肌阵挛（myoclonus）的病因多种多样；经常需要详细的神经评估。癫痫综合征中肌阵挛的治疗，请见"青少年肌阵挛癫痫"（第52页）。安慰剂对照试验中仅测试了两种药物：吡拉西坦与5-羟色胺，但这两种药物并未在澳大利亚批准使用。最常用的是抗癫痫药和苯二氮䓬类药物。标准疗法为：

1 氯硝西泮0.25mg，口服，每日1次，最大剂量2mg，每日3次；

　　或

1 丙戊酸钠500mg，口服，第一周每日1次，随后加量至初始目标剂量500mg，每日2次，若需要可升至最大剂量1500mg，每日2次；有妊娠计划的女性禁用；

　　或

2 吡拉西坦1.6～8g，口服，每日3次❶。

5.6 肌张力障碍

5.6.1 局灶性肌张力障碍

局灶性肌张力障碍（focal dystonia）是肌张力障碍（dystonia）最常见的一种病因，包括眼睑痉挛、颈肌张力异常、痉挛性发音障碍和书写者痉挛，一般成年期起病，而全身性肌张力障碍于儿童期起病。

多种类型的局灶性肌张力障碍可用A型肉毒毒素治疗，

---

❶ 吡拉西坦未在澳大利亚注册使用，但可通过 Special Access Scheme 获得。电话：（02）6232 8111；网址：www.tga.gov.au/hp/access-sas.htm。

但仅限于专业中心治疗时使用。

5.6.1.1　眼睑痉挛

大量的观察性研究报道 75％～100％ 的眼睑痉挛（blepharospasm）患者对 A 型肉毒毒素治疗反应良好。对肉毒毒素反应不佳的患者可考虑眼睑成形术或局部肌切除术外科干预治疗。抗胆碱能药对小于 1/5 的患者有益。

5.6.1.2　颈肌张力异常

颈肌张力异常（cervical dystonia）［痉挛性斜颈（spasmodic torticollis）］对抗胆碱能治疗有反应，约 39％ 的患者有受益。随机双盲安慰组对照显示 A 型肉毒毒素对 60％～85％ 的患者治疗有效，因此可作为一线治疗；10％～20％ 的患者可有部分或完全缓解。

选择性外周神经切断术可保留至失用性痉挛性斜颈对药物治疗无效时。专业人员实施时可缓解 80％ 以上患者的最严重的症状。

5.6.1.3　痉挛性发音障碍

痉挛性发音障碍（spasmodic dysphonia）是一种任务特异性肌张力异常。最好由有经验的耳鼻喉科专家、神经病学家和语言康复师组成的多学科小组治疗。

A 型肉毒毒素对内收肌型肌张力异常有效。喉返神经剥脱术可作为替代治疗，3～7 年后预期 78％ 有获益。

5.6.1.4　职业性肌张力异常

A 型肉毒毒素是**书写者痉挛**（writer's cramp）和其他职业性肌张力异常（occupational dystonia）的一线治疗，但**局灶性手部肌张力障碍**（focal hand dystonia）对肉毒毒素注射反应性相对要差，考虑到精细的肌肉控制需要相关运动任务。许多患者换手或改变任务技巧，如用一支更粗的笔。

5.6.2 全身性肌张力障碍

对于小部分全身性肌张力障碍（generalized dystonia）患者（通常为儿童）可能存在特异性疗法，故需彻底追查潜在病因（如 Wilson 病、线粒体脑病、溶酶体贮积症 C 型尼曼-皮克病、神经棘红细胞增多症）。童年期以局灶性起病的单纯肌张力障碍，由于 *DYT1* 基因缺失，数年后转变为全身性肌张力障碍。

抗胆碱药是对症治疗的主要用药；据报道 50% 的儿童及 40% 的成年患者会获益于高剂量抗胆碱药，应用：

苯海索 1～2.5mg，口服，每日 3～4 次；每周增量直至不良反应受限或获得受益。儿童患者的平均使用剂量为20～40mg/d，若能耐受需求剂量可高至 130mg/d。

苍白球深部电刺激非常有效，尤其是对原发性全身性肌张力障碍。选择治疗方法时应考虑到。临床疗效通常为渐进的，6 个月或 6 个月以上的潜伏期后效果最为显著。

仍有其他许多治疗选择，但是需要在专家的指导下施行。药物选择包括巴氯芬、苯二氮䓬类药物（氯硝西泮）、多巴胺受体拮抗药和左旋多巴。对于难治性病例，手术和 A 型肉毒毒素也可考虑。

5.6.2.1 多巴反应性肌张力障碍

左旋多巴反应性肌张力障碍并不常见，表现为明显的腿部肌张力障碍并伴有昼夜变化。儿童、青少年及年轻成年人发病更常见，痉挛性脑性瘫痪的儿童应考虑此病。目前可应用基因检测诊断。

服用小剂量低频次的左旋多巴对**儿童**一般已足够，但仍需小儿神经病学专家的意见。

成人，应用：

1 左旋多巴 50mg＋苄丝肼 12.5mg，口服，每日 3 次，1～2 周后加量至 100mg＋25mg，每日 3 次；

或

1 左旋多巴 50mg＋卡比多巴 12.5mg，口服，每日 3 次，1～2 周后加量至 100mg＋25mg，每日 3 次。

5.7 药物诱导性运动障碍

多巴胺拮抗药（如抗精神病药、甲氧氯普胺）为导致医源性运动障碍最常见的病因。选择性 5-羟色胺再摄取抑制药（SSRIs）也可能诱发帕金森病或导致帕金森病恶化。

症状可急起（药物应用后立即或快速发生）或迟发（慢性使用后或撤停伤害性药物后仍持续发生）。急性肌张力障碍（如动眼神经危象）、急性静坐不能和药源性帕金森病是最常见的急性综合征。要进一步了解这些急性综合征的治疗，见《治疗指南：精神病分册》。

5.7.1 迟发综合征

经典**迟发性运动障碍**（tardive dyskinesia）（见"术语表"，第 252 页）是长期应用抗精神病药后最常见的并发症，发生率大概为 20％，常发生于老年、女性和治疗周期较长的患者。**迟发性张力失常**（tardive dystonia）可以很严重，甚至危及生命。可在开始多巴胺拮抗药治疗后数天乃至数年后发生。**静坐不能**（akathisia）和**抽动**（tics）也是迟发综合征的表现形式。

迟发综合征（tardive syndrome）发病后治疗常无效，故预防和早期检查很重要。应用抗精神病药时应从最小剂量开始，且应定期评估是否需继续应用。应避免长期常规应用甲氧氯普胺（长于12周）。

伤害性药物的缓慢减量或撤药理应是治疗迟发综合征的第一步，但由于会有加重精神症状或反复的风险，这种方法并非总是可能，以及目前并无证据证明此法有效。需要继续治疗精神病的患者，建议将药物更换为喹硫平或氯氮平。

若撤药或更换抗精神病药无效，可应用丁苯那嗪：

丁苯那嗪 12.5mg，口服，每日 1 次；耐受后增量至 25mg，每日 3 次。

应用丁苯那嗪常见并发症是抑郁和帕金森样症状。建议用药遵循专家意见。

抗胆碱药可能对治疗迟发性张力失常有效，但是会加重迟发性运动障碍。迟发性静坐不能可考虑电休克疗法。对其他治疗方法无效的严重迟发综合征可考虑深部脑刺激。

5.8　偏侧面肌痉挛

偏侧面肌痉挛（hemifacial spasm）一般是由于后颅窝内面神经受压造成的，大多数患者需要治疗。A 型肉毒毒素的效果显著，若偏侧面肌痉挛影响患者社会功能时，可考虑通过该方法治疗。90％的患者可获益，受益程度从中度到量化。84％的患者对面神经微血管减压术反应良好，复发率为9.4％，对肉毒毒素治疗无反应的年轻患者可考虑此方法。

5.9　抽动

抽动常见，可作为孤立性运动疾病的一种或 Tourette 综合征中的一部分。关于 Tourette 综合征的治疗，请见《治疗指南：精神病分册》。

抽动不是总需治疗的。造成社会残疾时可用药，但治疗反应的个体差异较大，应用：

氯氮平 25μg，口服，前 2 周每日 2 次，之后增量至 75μg，每日 2 次；

[5 岁及 5 岁以上的儿童 1μg/kg（最大剂量 50μg）口服，每日 1 次，然后每 3～7 天逐渐增量 25～50μg，至 3～4μg/（kg·d）（每次最大剂量 150μg，每日最大剂量 300μg），分 2 次或 3 次服药]。

多巴胺消耗剂，如丁苯那嗪，可用于重型病例：

丁苯那嗪 12.5mg，口服，每日 1 次；耐受后增量至 25mg，每日 3 次。

第6章

多发性硬化

成功治疗多发性硬化（multiple sclerosis，MS）的关键是充分了解并掌握与其相关的多种多样的免疫学、症状学、心理学和社会的问题。治疗时必须正确判断：

- MS 的主要类型（表 6-1）；

表 6-1　多发性硬化的分型

分型	发病率	说明
起病方式		
复发-缓解型	85%	发作性神经功能障碍持续数天至数周后完全或部分缓解，发作间期病情稳定
原发进展型	10%	呈缓慢进行性加重，无缓解复发过程
复发进展型	5%	类似原发进展型，但伴有一些复发及部分缓解过程
病程特点		
临床孤立综合征	多发性硬化最常见的首发形式	可能为复发-缓解型 MS 的首次发作事件（如视神经炎、横断性脊髓炎或脑干事件）。头 MRI 上有 2 个及以上的病灶者，约 80% 进展为 MS；而头 MRI 正常，约只有 20% 者进展为 MS
继发进展型	50% 的复发-缓解型 MS 10 年后发展为此型	由复发-缓解型 MS 进展而来，部分患者呈进行性加重过程，部分仍可缓解
良性型	10%～30%	此型患者发病 15 年内几乎不遗留任何神经系统症状及体征，预后较好
恶性型	罕见	疾病呈爆发起病，预后极差，2 年内迅速达高峰，遗留严重的功能残疾甚至死亡

- 疾病的严重程度；
- 可能表现的多种临床症状（框 6-1）；

框 6-1　多发性硬化的临床症状

常见症状

- 麻木和刺痛；
- 肢体无力；
- 共济失调和头晕；
- 失明、视物模糊或复视；
- 尿频；
- 便秘；
- 性功能障碍；
- 焦虑和抑郁；
- 疲乏、易疲劳。

少见症状

- 下肢强直痉挛；
- 疼痛；
- 震颤；
- 构音障碍；
- 情绪障碍；
- 尿失禁；
- 便失禁；
- 认知功能障碍。

偶发但较典型的症状

- 三叉神经痛或其他神经痛；
- 莱尔米特征(Lhermitte's sign)；
- 痛性发作；
- 严重的神经精神疾病(如认知和行为异常)；
- 面肌痉挛。

偶发但需要重视的症状

- 偏瘫；
- 癫痫；
- 失语；
- 新发头痛。

- 导致非复发症状的多种因素。

医生必须能解释和探讨新药的用法，采取个体化治疗，支持患者，并且考虑到患者的工作情况及其家庭经济条件。对大部分患者来说，最好能定期复查。

6.1 诊断

MS的诊断借助于磁共振成像（MRI）（见图6-1）、脑脊液和视力检查。传统的诊断标准需满足"时间多发性和空间多发性"，然而对于每次的临床发作，在MRI上有6～10个无症状性病灶。MRI有利于多发性硬化的早期诊断，单时相扫描能显示空间的多发性，多时相扫描显示时间的多发性。诊断用的国际McDonald标准（见"术语表"，第251页）将传统临床表现和新的核磁诊断方法相结合。

临床孤立综合征（clinically isolated syndrome，CIS）指首次发生一系列提示多发性硬化的症候群，如视神经炎、横断性脊髓炎、脑干综合征。若首次头MRI显示2个或2个以上的病灶，20年内发展为临床确诊多发性硬化（clinically definite multiple sclerosis，CDMS）的风险大约为80%，若首次MRI无病灶，则风险降至20%。

MS的主要类型列于表6-1，主要临床症状总结于框6-1。虽然急性偏瘫、失语、癫痫及新发头痛确实可见于MS患者，但均为少见症状，诊断时应谨慎。其他不常见的脱髓鞘疾病也可表现为类似MS的症状；急性播散性脑脊髓炎（acute disseminated encephalomyelitis，ADEM）可出现类似CIS的表现，视神经脊髓炎（Devic病，见"术语表"，第250页）和严重复发-缓解型MS的症状及MRI改变相似。局灶性偏头痛也呈复发-缓解型症状及一些MRI改变。其他免疫相关、炎性及感染性疾病（如系统性红斑狼疮、结节

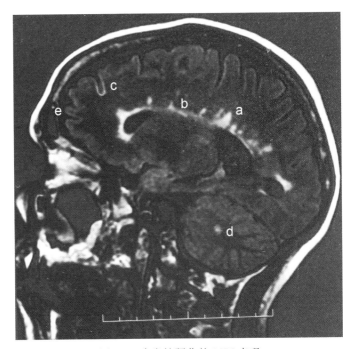

图 6-1 多发性硬化的 MRI 表现

MS 患者头 MRI 矢状位 "FLAIR" 序列：

a. 典型的病灶垂直于脑室和胼胝体（手指征）；

b. 病灶多分布于脑室旁，而血管炎的病灶相对离侧脑室旁更远一些；

c. 皮质下 "U" 形纤维病灶为 MS 特征性表现；

d. 小脑斑片状病灶；e. 皮质可能伴有萎缩

病、HIV）、栓塞和凝血功能紊乱，均可发生复发-缓解型的症状。脊髓或脑干压迫性病灶、变性病或代谢功能紊乱（如维生素 B_{12} 缺乏）可有类似进展型 MS 的表现。

6.2 预后

10%～30% MS 患者的病程始终呈良性，多年后只伴有轻微残疾或不伴有残疾。大多数患者初次确诊后发展为复发-缓解型 MS，10 年后约有半数的患者进展为继发进展型 MS，此转变会使患者的预后变差。约 15％的患者首次发病后呈进展型。需要借助拐杖行走的平均时间为 16 年。他们的平均生存时间约为确诊后 40 年。但最新临床数据结果显示，随着免疫抑制药的应用，患者的预后情况已经有所改善。

6.3 急性复发

当患者表现为复发性症状时，明确是否为神经系统症状至关重要，如并发感染、发热、周围环境温度增高、对自身肢体的过度关注和抑郁症都可以产生"假性发作"。尤其是在确诊 1 年内，许多"发作"仅仅源于对自身过分关注和焦虑。因此在着手急性复发期的治疗之前，首先需排除病毒性感染、呼吸系统疾病和无症状泌尿系感染，然后才能确诊为真正的神经系统疾病临床发作。

大多数复发引起的症状有限，然而由感染导致的"假性发作"常表现为进行性或反复性的多种临床症状。只有在病因不明确或改变用药（需对 MRI 结果动态监测）时，需要复查 MRI 以协助诊断。皮质类固醇虽然可以减轻中枢神经系统炎症反应及临床症状，但不会改变疾病的最终恢复程度；对疑诊患者观察后表明皮质类固醇是无害的。

6.3.1 轻度复发

轻度复发（如麻木感和刺痛），只需安慰、休息和放松心情即可。

6.3.2 中度复发

对于中度复发的患者，当某些功能残疾或临床症状不甚乐观或逐渐恶化时，可门诊治疗。合适的方案：

泼尼松（龙）75mg，晨服，每日1次，持续4天；然后改为50mg，晨服，每日1次，持续4天；最后25mg，晨服，每日1次，持续4天。

若为感染引起的假性发作，患者自行开始皮质类固醇治疗会使病情进一步恶化，且存在皮质类固醇依赖的风险（见"药物使用障碍"，第151页）

6.3.3 重度复发

对重度复发，包括伴有视力严重下降的视神经炎、截瘫或脑干症状，建议患者入院接受甲泼尼龙静脉滴注。同时住院治疗也可以提供物理疗法、职业疗法，以及饮食、心理和社交治疗的机会。治疗也可在日间医院或家庭，但是首次输液必须在院内完成。用法：

甲泼尼龙1g，静脉滴注1h以上，每日1次，持续3天。

对于可能存在心脏疾病（尤其是心律失常）患者，甲泼尼龙静脉滴注时间应长于2～3h。

甲泼尼龙的常见不良反应主要为精神症状、胃肠道症状和睡眠紊乱等。考虑到皮质类固醇易致骨质疏松和罕见的无菌性股骨头坏死等并发症，6个月内尽量不要多于一个疗程。

对于已用皮质类固醇但病情持续恶化者，可考虑血浆置换。

6.4 基础疾病的治疗

MS发病源于免疫系统的损害，药物治疗的范围涵盖广谱的免疫抑制药和免疫调节药。在不增加机体感染的概率同时，这些药物在脱髓鞘的过程中可以更好地选择修饰细胞因子。新型的免疫治疗药物（如那他组单抗、克拉屈滨、芬戈莫德）被认为是免疫调节药，但在少数病例中它们可引起严重的感染。

在心理学上，患者很难接受免疫治疗。这些药虽然可能减少疾病发作频率并减缓病情进展，但不能逆转当前临床症状或根除疾病。患者可能会因为症状的进一步恶化认为治疗无效。患者心理上常常很难接受应用免疫治疗后的首次复发，此时需要给予患者大力的支持、解释及帮助。

6.4.1 免疫治疗的选择

通常由神经科医师来选择免疫治疗，他们在选择时要多方考虑，比如对已经发表的不同用药组的分析，患者的生活方式，自我注射能力和既往病史（包括肝病、皮肤性病、精神病、血液病和甲状腺疾病）。免疫调节药通常是一线治疗药物，而新型疗法和免疫抑制药是二线药物。

越来越多的患者开始查阅文献并参与免疫治疗药物的选择。患者能够接受长期的免疫治疗至关重要。予以注射技术的培训、药物不良反应的宣教及免疫治疗护理人员的支持对于达到此目标非常关键。

治疗方案需个体化，一般治疗方法概述见图 6-2，一般治疗药物列于表 6-2。治疗不是固定模式——新药的药效更强但危险系数更大。然而如果尽早地给予治疗，老的免疫调节药（干扰素-β 和醋酸格拉默）的疗效会更好。较好地评估个体预后及早期治疗失败的指标可以使治疗达到最优化。

大多数神经科医师认为患者对免疫治疗分为有反应或无反应。最新的免疫病理学研究显示该现象或许因为 MS 存在多种发病机制。虽然由 T 细胞为主介导的细胞免疫模型是大多数复发-缓解型 MS 的发病机制，但在一些患者中 B 细胞及抗体也起到了重要的作用，同时少突胶质细胞的损害也

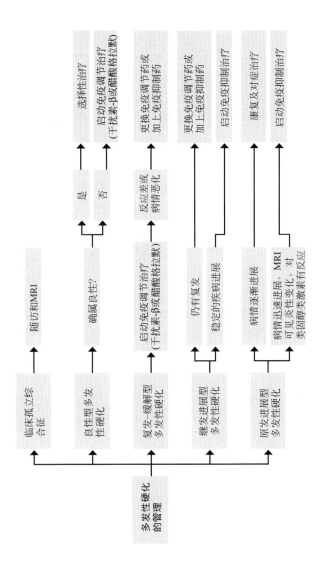

图 6-2　多发性硬化的管理

临床孤立综合征：大多数患者首次发作恢复较好，随访 MRI 可显示影像学进展过程（McDonald 标准见"术语表"，第 251 页）。然而，偶有患者首次发作非常严重，预后也较差。这些患者（如血管炎）的证据。他们的 MRI 上可见多个典型 MS 病灶，脑脊液募兔区常阴性及没有其他需要考虑疾病（如血管炎）的证据。这些患者一开始就可能给予免疫调节药物治疗。

良性型多发性硬化：诊断要点为真实良性型，但可以选择性治疗，但后续随访非常重要。反之，需要考虑免疫调节药物治疗。易疲劳的问题，如果真实为良性，可予以选择性治疗。患者能够较好地行走，也可能伴有严重的认知功能、膀胱功能及

复发-缓解型多发性硬化：推荐早期使用免疫调节药（干扰素-β 或醋酸格拉默）然而，一些患者需要更多的时间就诊断以及肠外免疫治疗达成共识。如果复发次数没有减少，或者临床症状及 MRI 图像进一步恶化，需要更换免疫调节药物中最有效的，同时风险性更高的免疫调节药（那他珠单抗，芬戈莫德）。如果患者仍有复发，值得考虑是否更换免疫抑制药。被应用的免疫抑制药中最有效的是米托蒽醌。

继发进展型多发性硬化：如果患者仍有复发，值得考虑是否更换免疫抑制药。被应用的免疫抑制药中最有效的是米托蒽醌。

原发进展型多发性硬化：目前没有被证实有效的治疗，主要以对症治疗与康复治疗为主。然而，如果病程进展迅速并且在 MRI 上显示炎症性改变（增强扫描病灶），很可能应用激素治疗是有效的，之后可以应用免疫抑制药。

恶性型多发性硬化：这些罕见类型的患者对首次药物治疗反应很差，因此应尽早给予疗效更强的药物（如那他组单抗，米托蒽醌）。也可以考虑血浆置换法（用于治疗白血病）。

表 6-2 多发性硬化免疫治疗

药物	给药途径	给药剂量	给药频率
免疫调节药			
干扰素-β1b(倍泰龙)	皮下注射	8×10^6 IU	隔日 1 次
干扰素-β1a(阿沃纳斯)	肌内注射	6×10^6 IU	1 次/周
干扰素-β1a(利比)	皮下注射	12×10^6 IU	3 次/周
醋酸格拉默(格拉替雷)	皮下注射	20mg	1 次/天
新免疫治疗药物[1]			
那他组单抗	静脉滴注	30mg,滴注时间大于 1h	4 次/周
芬戈莫德	口服	0.5mg	1 次/天
克拉屈滨	口服	按每日的量使用 4~5 天;见产品使用说明	每年 2 个疗程(相隔 28 天),治疗 2 年
免疫抑制药			
硫唑嘌呤	口服	1.5~2.5mg/kg	1 次/天
甲氨蝶呤[2]	口服	7.5mg	1 次/周
米托蒽醌	静脉滴注	12mg/m²	每 3 个月累积总量最多 140mg/m²[3]

　　① 新免疫治疗药物认为是免疫调节药,但在极少数病例中引起严重感染。

　　② 为了减少甲氨蝶呤不良反应的风险,使用叶酸 5~10mg 口服,每周 1 次 (最好不要在服用甲氨蝶呤当天)。

　　③ 当有诱发心脏中毒的危险因素如蒽环霉素使用史、纵隔腔辐射或心脏疾病时,米托蒽醌的累积剂量不应超过 100mg/m²。

是某些病理改变的主要病因。将来,针对不同亚型的 MS 可能会出现更为具体的治疗基本原则。目前基于抗体的研究,Devic 病 (视神经脊髓炎,见 "术语表" 第 250 页) 已不再是 MS 的一种严重变体型，而是一个独立的疾病。虽然视神经脊髓炎的治疗有限，但强化免疫抑制已是常规疗法。

6.4.2 免疫调节药

免疫调节药是 MS 的一线治疗药物，需遵神经科医生的医嘱应用。表 6-2 为澳大利亚目前可使用的免疫调节药。

随着对病理学、神经放射学以及神经心理学的研究，累积了大量早期神经元缺损及脱髓鞘的证据。因为目前的治疗不能逆转神经的损伤，因此建议早期（从诊断时起）应用免疫调节药。研究数据支持 2～5 年的获益期，但长期疗效的研究尚有限。在开始治疗前，患者拥有足够的精力与支持，就诊断达成共识是十分重要。否则，疾病所带来的贫困、注射的必须性以及药物的不良反应往往超出患者可接受范围，患者可能放弃治疗。

6.4.2.1 干扰素-β

有报道称，干扰素-β 是一种天然的抗病毒和免疫调节物质，可减少三分之一以上发作的频率，降低复发严重程度，减少在 MRI 中可见的病灶数目和大小以及减慢疾病的进展速度。但不确定干扰素-β 预防永久性残障的程度。

干扰素-β 的不良反应可表现为流感样症状、局部皮肤反应和抑郁状态。这些症状会在用药后几个月消失。选择晚上注射干扰素-β，同时预防性地给予对乙酰氨基酚、阿司匹林或者布洛芬可以缓解流感样症状。血常规及生化检查可提示肝功能异常、血小板与白细胞减少及甲状腺功能异常。因此需要定期检查血常规及生化，前 6 个月内每 3 个月检查一次，之后每 6 个月检查一次，最后每年检查一次。

少数患者可能会存在抗体中和干扰素-β 的情况，但是试验结果并非广泛适用的。我们认为高滴度的抗体可降低药物的有效性。如果临床症状持续性恶化，可继续使用干扰素-β（需更频繁地监测患者的 MRI），也可换用醋酸格拉默或加用免疫抑制药（甲氨蝶呤或硫唑嘌呤）（见第 145 页）。

6.4.2.2　醋酸格拉默

醋酸格拉默是一种基于髓鞘碱性蛋白结构的合成多肽混合物，疗效类似干扰素-β。其不良反应包括注射部位的疼痛、蜂巢样皮肤反应、脂肪萎缩以及注射后反应，常伴有胸部不适与心动过速，不良反应常引起患者恐惧，但均为良性。

6.4.2.3　那他组单抗

那他组单抗是一种单克隆抗体，通过选择性抑制黏附分子、延缓 T 细胞通过脑毛细血管速度而发挥作用，通常用于对其他免疫调节药不耐受或无效的患者。疲劳和过敏反应是其常见的并发症，肝毒性也有报道，输液过程中及输液后 1h 应检测有无异常，每 3～6 个月应检查肝生化和全血细胞计数。

那他组单抗禁用于免疫功能低下的患者（如 HIV 病毒感染者、接受器官移植者、活动期的恶性肿瘤患者），禁忌与免疫调节疗法或免疫抑制疗法共用。那他组单抗的试验在美国完成后，因为有 3 例患者发生了进行性多灶性白质脑病（PML，见"术语表"，第 251 页），被禁止使用。当它显示出能够明显减少复发率、新发损伤和致残率时，美国食品和药品监督管理局、欧洲及澳大利亚当局批准那他组单抗重新引入 MS 的治疗。更广泛的安全性试验显示 PML 的发生率约为1/1000。JC 病毒抗体测试的新方法可能有助于更好地将 PML 的风险分层。此前，免疫抑制疗法会增加 PML 的风险。PML 通常发生在治疗 12 个月以后，如果怀疑发生 PML

或其他机会性感染，必须停止使用那他组单抗，直到排除上述诊断时方可继续使用。并需要完善 MRI 和腰椎穿刺检查，如果发现多瘤 JC 病毒，必须行血浆置换。不幸的是，目前尚没有针对 JC 病毒以及其可能导致的致命性或严重的神经功能缺损的特效治疗。

6.4.2.4 口服免疫调节药

芬戈莫德是一种口服的免疫调节药，它能够阻止淋巴结释放 T 淋巴细胞。在三期临床试验中，与安慰剂相比应用芬戈莫德是有效的，而且与肌内使用干扰素-β1a 相比也是有效的。然而药物引起的感染值得关注。注射比常规用量大的剂量之后，两例患者死于单纯疱疹和带状疱疹感染。应用初始剂量可引起心律失常及肌肉水肿。首次用药后应随访患者 6 个月并且定期到眼科随诊。定期进行肝功能及皮肤检查。

克拉屈滨是一种口服细胞毒性药物，能够选择性减少 CD4、CD8 和 B 细胞数量。在复发-缓解型多发性硬化患者的三期临床试验中，与安慰剂相比，能够显著降低复发率、残疾和 MRI 上的活动病灶。然而，有一例患者死于肺结核感染。克拉屈滨治疗效果取决于长时间的随访，评估患者发生恶性肿瘤、感染和致畸的风险。口服克拉屈滨为短疗程治疗，每年 2 次，治疗 2 年。高剂量静脉注射用克拉屈滨以往用于非常严重的多发性硬化患者。

6.4.3 免疫抑制药

对于某些原发进展型或继发进展型 MS 患者，或应用免疫调节药治疗无效的复发-缓解型 MS 患者，可给予免疫抑制药治疗。使用剂量相关信息，见表 6-2。

免疫抑制药会危害患者的总体健康状况，因此使用前应权衡其危害程度及疗效。若患者复发泌尿系感染，使用该药也会出现危险。

少数研究已证实，小剂量的**甲氨蝶呤**可减缓 MS 的进展。然而，因其潜在毒性作用，用药前应仔细考虑。用药后，每月要监测全血细胞计数及肝功能（见第 37 页）。

硫唑嘌呤临床试验早于 MRI 时代，相关荟萃分析提示，对于对免疫调节药抵抗或不适合应用免疫调节药的患者而言，硫唑嘌呤的疗效与免疫调节药相似。用药期间需要定期监测全血细胞计数及肝功能（见第 29 页）。

现代研究表明，对于那些危重的进展型 MS 患者而言，**米托蒽醌**可以稳定病情。对于仍有复发或 MRI 提示炎性期（病灶伴强化）者似乎更有效。目前该药只作为"抢救治疗"，用于病情严重的患者。

米托蒽醌是一种强效免疫抑制药，应在肿瘤科医师指导下使用。同其他细胞毒性药物一样，米托蒽醌的不良反应为恶心、脱发、感染、肝毒性、骨髓抑制并增加肿瘤发生率，还可能出现一过性的尿液、巩膜、皮肤和指甲蓝-绿色变。同时米托蒽醌具有剂量相关性心脏毒性作用，限制了米托蒽醌的安全使用期限为 2 年（疗效再持续 1 年）。因此有必要监测患者心脏功能和血液系统，同时在治疗前和治疗期间应该定期监测肝肾功能。

6.5　多发性硬化的对症治疗

6.5.1　痉挛

对于 MS 患者而言，由于痉挛有助于无力的下肢支撑身体，所以日间缓解肌强直时需谨慎用药，应结合物理疗法。由于痉挛状态常在夜间加重，故在不影响日间活动的前提下可适当增加夜间药物剂量。用法：

巴氯芬 10～25mg，口服，每晚 1 次。

继续治疗时，应用：

巴氯芬 5mg，口服，每日 3 次，剂量可增至 25mg，每日 3 次。

大剂量巴氯芬（150mg/d）可用于创伤性截瘫，但 MS 患者常不能耐受。如需大剂量用药，或对该药不耐受，或症状持续存在，可加用：

地西泮 2～10mg，口服，每日 3 次。

虽然药物疗效显著，但可引起一系列问题，如昏睡、共济失调和药物依赖。

经上述治疗无效的患者，可服用丹曲林，但该药物易产生不良反应（见第 39 页）。

丹曲林 25mg，口服，每日 1 次，可增至 200mg，分 4 次服用。

对少数严重痉挛的患者可经椎管内给予巴氯芬。对个别肌群可采用神经阻滞药或 A 型肉毒毒素。

已证实氨吡啶（长效的 4-二氨吡啶）能改善 MS 患者的行走情况。它能够提高脱髓鞘神经的传导速度。剂量 10mg 口服，每日 2 次服用。潜在的不良反应包括失眠、感觉异常、恶心、眩晕和癫痫发作。

6.5.2　阵发性症状

MS 患者阵发性症状包括典型的三叉神经痛（见第 73 页）、非典型面痛和偶发肌张力障碍、构音障碍、感觉异常、假性坐骨神经痛和假性消瘦，通常这些症状用以下两种药物治疗可取得较满意的效果。

1 卡马西平 100mg，口服，每日 1～2 次；每 7 天缓慢加量至症状缓解或加量至 600mg，每日 2 次；

或

1 氯硝西泮 0.25mg，口服，每日 1 次；缓慢加量至每次
2mg，每日 3 次。

卡马西平和氯硝西泮可加重疲乏、虚弱和共济失调等
症状。

患者常自觉发作性症状缓解。当首发症状减轻时，可缓
慢减量。

6.5.3　疲劳

多发性硬化患者大多存在疲劳症状，但其经常被忽视。
脑功能成像表明大脑需做更多的功来克服多发性硬化患者脱
髓鞘作用导致的阻滞作用。注意工作强度及提高工效可缓解
疲劳。日间小睡可能会有帮助。

需考虑睡眠障碍和药物导致的疲劳。用法：

金刚烷胺 100～200mg，口服，每日 1 次。

由于可能有自发的症状改善，应用金刚烷胺 3～4 个月
后应逐渐撤药。疲劳重现时可重新开始用药。

6.5.4　震颤

对伴有小脑意向性震颤的 MS 患者而言，大部分的治疗
效果不佳。对症状极度轻微的患者而言，在袖子上挂一重物
或佩带重腕带有助于改善症状。氯硝西泮可能是最有效的药
物。用法：

1 氯硝西泮 0.25mg，口服，每日 1 次，逐渐加量至 2～
3mg，每日 3 次；

或

2 巴氯芬 5mg，口服，每日 3 次，逐渐加量至 25mg，每日
3 次。

也可尝试使用加巴喷丁和其他用于特发性震颤的药物

（第 123 页）。异烟肼偶有疗效，但会对视神经、肝脏、血液系统和外周神经产生严重的毒性作用。

6.5.5 膀胱症状

在 MS 患者中，尿急是最常见的膀胱症状。然而，同时也要考虑到尿路感染或尿潴留的可能性。假如患者的症状不仅为尿急，或尿潴留超过＞100mL（经超声波检查）时，建议行常规尿流动力学检查。

尿急可能与频繁的膀胱排空和应用抗胆碱药有关。

1 奥昔布宁 2.5～5mg，口服，每天 2～3 次；或 3.9mg 经皮，每周 2 次；

   或

2 达非那新 7.5～15mg，口服，每日 1 次；

   或

2 索利那新 5～10mg，口服，每日 1 次；

   或

2 托特罗定 1～2mg，口服，每日 2 次；

   或

3 阿米替林 25～75mg，口服，每晚 1 次；

   或

3 丙米嗪 25～75mg，口服，每晚 1 次；

   或

3 丙胺太林 15～30mg，口服，每日 3 次。

如果患者合并睡眠障碍，三环类抗抑郁药可能有用。

哌唑嗪可用于泌尿道梗阻的患者。如果患者可以自行实施间断性清洁家庭导尿术，可解决其尿量残余较多的问题。否则，需考虑于患者耻骨弓上放置永久性的导尿管。膀胱内注射 A 型肉毒毒素和手术治疗（如人工膀胱）的效果仍在研究中。

合并一些其他问题会导致情况复杂化，如女性患者的分娩问题，老年男性合并有良性前列腺增生症。

6.5.6　肠道症状

便秘是最常见的肠道症状，也可出现便急和便失禁，MS患者伴有便秘的治疗方法与其他患者相同，对于大多数患者可以通过饮食治疗，但是一些患者可以通过缓泻药、栓剂和灌肠剂进行对症治疗。常被忽视的便秘病因包括服用控制膀胱症状或膀胱痉挛的药物，或通过减少患者液体入量治疗膀胱症状。更多关于便秘的信息，见《治疗指南：胃肠病分册》。

6.5.7　精神症状

抑郁症和焦虑症常见于MS患者，有时伴有精神症状。抑郁症的发病机制有多种：由于诊断结果以及自身病情导致；由于患者人际关系及就业受影响或造成社交障碍导致；由于药物的不良反应导致；或直接由脱髓鞘导致。行为障碍可能与额叶的脱髓鞘相关。

所有精神科用药包括较新型抗抑郁药都可应用于伴有精神症状的MS患者。然而由于多发性斑块生成，中枢神经系统的不良反应更常见于MS患者，通常发生于小剂量用药时。因此抗精神病药应从小剂量开始应用，缓慢增加剂量，同时严密监测患者病情变化。更多精神病药物信息，见《治疗指南：精神病分册》。

6.5.8　性功能障碍

在MS的患者中，性功能障碍可由脊髓斑块、精神因素、人际关系紧张、疲倦或药物所引起，常涉及多种因素。向专家咨询会有帮助。经研究发现，西地那非对于男性MS

患者有效。

6.6 其他考虑

在协调患者全部护理方面，全科医生扮演着非常重要的角色。如澳大利亚多发性硬化等机构（附录2）可帮助患者实现多种多样的需求，包括物理疗法、患者及家属的信息需求和社会支持。还可介入工作地点的问题，如优化就业及离退休。

6.6.1 生活方式的因素

6.6.1.1 饮食和体重

并无对照试验显示单一的饮食可以改变多发性硬化的进程，但一些理论和试验研究结果提倡低动物脂肪的摄入。但在严格控制饮食的同时需监测是否存在维生素缺乏（如维生素 B_{12} 缺乏症）。从发病之初就要开始关注患者体重的控制问题。由于患者的活动减少，他们的体重就会增加，而体重的增加又会使他们的病情恶化。令人感兴趣的是 MS 患者可能存在维生素 D 的缺乏，因此应谨慎地监测维生素 D 的水平，必要时给予补充治疗。

6.6.1.2 戒烟

从健康的角度而言，建议 MS 患者戒烟。吸烟增加脑小血管病发病频率，增加总病灶负荷。有研究也显示吸烟的复发-缓解型患者更易进展为继发进展型。更多吸烟的建议和治疗信息，见《治疗指南：心血管病分册》。

6.6.1.3 药物使用障碍

鉴于该病给患者造成的精神压力，个别患者会出现药物依赖性。尤其是皮质类固醇，它们可使患者的精力和情绪明显增高而导致依赖性，停药后可出现明显复发症状。尤其应关注长期使用皮质类固醇所致的骨质疏松和肌炎等问题。伴有疼痛症状时，需要专业的治疗来避免患者对镇痛药和阿片类药物产生依赖性。大麻对痉挛有轻微的疗效，临床试验正在进行，但是大麻的药效没有肌肉松弛药（如巴氯芬）明显，且还可以加重神经精神问题。过量酒精摄入可加重 MS 患者的许多神经问题。

6.6.2 生殖健康

6.6.2.1 妊娠和哺乳

妊娠期间 MS 的复发率降低，但产后 3 个月内其复发率会相应增加。妊娠本身并不改变硬化的预后。决定妊娠时要考虑到疾病的严重性、疲劳、社会支持、患者的精神状态和经济因素。

妊娠前 3 个月应停用免疫调节药，如果在免疫治疗期间发现妊娠，则应该停止使用。但严重发作时应用皮质类固醇，较为安全。

免疫调节药可以进入乳汁，故母乳喂养期间不应使用免疫调节药。然而，母乳喂养期间患者 MS 的复发率下降。所以对于病情较轻的患者，鼓励母乳喂养，但对于病情严重的患者，应在分娩后继续使用免疫调节药及停止母乳喂养。

更多妊娠期及哺乳期用药信息，见附录 3。

妊娠和分娩应该按照常规方法，采用正常的程序（包括必要时的硬膜外麻醉）和必要的药物治疗来处理。MS 患者常出现疲劳，应加以考虑，但少见于分娩期。通过家庭的支持来避免分娩后数月间的疲劳是非常重要的。

6.6.2.2 激素制剂

MS 不是口服避孕药或其他激素制剂包括激素替代疗法

的禁忌证。

6.6.3 遗传危险性

尤其是在讨论关于 MS 的遗传性研究时，MS 患者常会担心孩子或亲属的发病风险。对于无家族史的 MS 患者而言，其子女和兄弟姐妹有 3% 的发病风险，单卵双生的双胞胎中发病风险为 27%。

6.6.4 免疫接种

有报道称，接种疫苗后有偶发该病病例，其原因可能为非特异性免疫刺激所致。通常患者应注射所有常规疫苗。然而，需要接种旅行疫苗的患者有必要咨询感染科专家来确定哪些疫苗是必要的。尽管认为流感疫苗对 MS 患者是安全的，但发热反应也可能导致患者症状暂时性加重，而患者可能会对此担心焦虑。还有部分人担心肝炎病毒疫苗会引起复发的可能，但即使风险存在，也低于患有肝炎的风险。

6.6.5 手术

尽管有一些术后复发的个案报道，但有关研究认为术后复发合乎病的自然进程。MS 患者应实施任何有必要的手术。对于有明显残疾的患者，去医院实施麻醉术和外科手术是最好的选择，术后要继续监督用药。

6.7 儿童多发性硬化

尽管多发性硬化（MS）在儿童期及青春期相对少见，但随着 MRI 的发展，儿童 MS 逐渐被认识。2%～5% 的 MS 患者起病年龄小于 16 岁。起病于儿童期的患者，其病程进展缓于成人。超过 90% 的儿童期患者为复发-缓解型 MS，原发进展型罕见。

尚无针对防治儿童 MS 复发的临床试验，目前的治疗是基于成人治疗的经验。

对复发病情较轻患儿，使用：

泼尼松（龙）2mg/kg（最大剂量75mg），口服，每日1次，共4天，然后逐渐减量，7～10天减完。

对病情较重患儿，使用：

甲泼尼龙30mg/kg（最大剂量1g），静脉滴注，每日1次，共3天。

免疫调节药（如干扰素-β1a、干扰素-β1b和醋酸格拉默）应在儿科医生的监督下使用。

免疫抑制药和单克隆抗体的临床试验尚不充足。

第7章
神经肌肉疾病

遗传性和获得性神经肌肉疾病（neuromuscular disorders）有多种，及早确诊是采取有效治疗的关键。诊断常包括专业的评价及检查方法（如肌电图、神经传导研究、肌肉和神经活检）。

7.1 肌肉痉挛

肌肉痉挛是一种常见症状，通常没有严重的病因。多个运动单位不随意收缩引起乳酸堆积，继而引起疼痛。少部分患者肌肉痉挛的病因可能是电解质紊乱，尤其是低钠血症和低钙血症。代谢性疾病（如甲状腺功能异常）和其他神经系统疾病（周围神经病、肌肉疾病和运动神经元病）也可出现痉挛。

奎宁对肌肉痉挛可有一定的疗效，但1%～3%的血液系统的异常与其应用相关，特别是血小板减少。由于奎宁存在引起血小板减少的风险，在澳大利亚没有进一步研究证实其对夜间痉挛的疗效。而且奎宁对儿童有毒，应存放在儿童不易获得的地方。

用镁离子治疗严重的特发性肌肉痉挛可能有效，极少证据显示其他药物包括镇静药、巴氯芬和苯海拉明治疗肌肉痉挛亦有效。

更多孕期下肢痉挛相关信息，见《治疗指南：风湿病学分册》。

7.2 肌肉疾病

肌肉疾病包括肌营养不良（muscular dystrophy）和获得性肌病（acquired myopathy）。

对于肌营养不良的治疗，尚无特效疗法。皮质类固醇可延缓进行性假肥大性肌营养不良［又称 Duchenne 肌营养不良（Duchenne muscular dystrophy)］的病程进展，关于更多 Duchenne 肌营养不良的信息，见《治疗指南：姑息治疗分册》。

获得性肌病的治疗非常有效，尤其是对于主要由自身免疫机制介导的先天性炎性肌病。更多相关治疗信息见"多发性肌炎"（第 158 页）和"皮肌炎"（第 158 页）。肌病的特点是近端对称性的肢体无力，可有血清肌酶水平升高。

关键是寻找获得性肌病可逆转的病因，这些病因包括：

药物：降脂药物常可引起肌痛，会导致肌病。其他药物（如皮质类固醇、酒精）也能引起肌病。药物相关肌痛常在停药后消失，但严重坏死性肌病可发生于降脂药、二甲双胍和其他药物。

内分泌：甲状腺功能减退症、许多代谢性和其他肌肉疾病与肌炎很难区分，尤其是当有近端无力和肌酸磷酸激酶升高时。

感染：HIV 可引起炎性肌病和多发性肌炎/皮肌炎。人类 T 淋巴细胞病毒 1 型、B 型流感病毒和其他病毒都可以引起肌炎。细菌和寄生虫引起的肌炎非常罕见，但应考虑。

恶性肿瘤：恶性肿瘤与皮肌炎有一定的关系。

框 7-1 列出了炎性肌病的分类。

框 7-1 炎性肌病的分类

- 包涵体肌炎。
- 多肌炎。
- 皮肌炎
  —成人,有无伴发恶性肿瘤;
  —青少年。
- 肌炎合并其他结缔组织疾病。
- 药源性肌炎。
- 感染性肌炎。
- 嗜酸性肌炎。
- 肉瘤样肌炎。

查体时应检查肌肉力量及功能,包括关节和神经系统评估。肌肉力量的标准评分见表 7-1。

表 7-1 标准医药研究委员会肌力评分系统

0 级	完全瘫痪,不能做任何自由运动
Ⅰ级	可见肌肉轻微收缩
Ⅱ级	肢体能在床上平行移动
Ⅲ级	肢体可以克服地心吸收力,能抬离床面
Ⅳ级[①]	肢体能做对抗外界阻力的运动
Ⅴ级[①]	肌力正常,运动自如

① 肌力在Ⅳ和Ⅴ之间时需要更精细的检查。

在大多数情况下,原发性肌病的确诊需肌肉活检。活检还能明确是否存在炎性肌病以及炎性肌病的类型。当同时存在肌无力和肌酸磷酸激酶水平升高时,有必要行活检明确诊断。肌肉活检需专业的手术程序,并且所有标本都应该送至实验室组织学专家检查。

辅助检查如肌电图和磁共振成像(MRI)可协助指导肌肉活检。

7.2.1 多发性肌炎和皮肌炎

多发性肌炎（polymyositis）是一种少见的自身免疫性炎性肌病（年发病率约为 29/100 万）。近端肌肉受累并导致肌无力，但不伴有疼痛。多见于女性，多于 30～60 岁起病。过去经常被过度诊断，包括多种类型的慢性炎性肌病。呼吸肌、心肌常受累，吞咽功能也可受到影响。雷诺现象、皮疹、关节炎、肺纤维化和其他结缔组织疾病也会发生。

多发性肌炎患者的肌酸磷酸激酶通常升高，往往与肌肉损伤程度成正比。其他酶（如乳酸脱氢酶、天冬氨酸转氨酶、丙氨酸转氨酶）也可升高。肌电图可显示肌源性损害、异常的自发电位及肌肉纤颤。

肌肉活检可见肌纤维坏死和炎性细胞浸润，也可能会观察到血管炎性改变，但较皮肌炎少见。再生变化较大。外周血 T 细胞可表达活化白介素-2 受体。多发性肌炎的病因尚不清楚，可能是由病毒引起的。血清中自身抗体检查也可以帮助诊断。

皮肌炎（dermatomyositis）是骨骼肌和皮肤 B 细胞源性的炎性疾病。指节垫（Gottron 征）、肘关节、肩关节、颈部、膝关节和大腿处可见特征性皮疹，面部变化（鸡血石眼睑）是区别于多发性肌炎的主要临床表现。细胞损伤机制涉及皮肤和肌肉的抗体和补体介导的微血管的损伤。

皮疹活检可见类似盘状红斑狼疮的组织改变。肌电图表现似多发性肌炎。

肌肉组织病理学可能有助于诊断。多发性肌炎患者的细胞浸润遍布于纤维或纤维束及异常纤维内，而在皮肌炎主要为纤维束周围的细胞浸润，最初的病变位于血管。异常的肌纤维簇集成团，提示微梗死灶。血管炎较皮肌炎常见。

20％的 45 岁以上皮肌炎患者，13％的 45 岁以上多发性肌炎患者可能存在恶性肿瘤。肿瘤不太可能发生于青少年患者，也不存在青少年多发性肌炎或皮肌炎与肿瘤之间的关联性。青少年皮肌炎的另一个显著的特性是钙质沉着，可以先于其他临床表现，其发生可能与血管炎性改变相关，更多关于青少年皮肌炎信息，见《治疗指南：风湿病学分册》。

7.2.1.1 治疗

一旦基于患者的临床特点、肌酸磷酸激酶、肌电图和组织活检确诊了多发性肌炎及皮肌炎，应尽快开始治疗。

与无肌痛的患者相比，病程相对较短、主要为炎症反应（肌肉活检提示）、血清肌酸激酶明显升高的肌炎患者的治疗效果比较好。临床治疗的过程中要考虑到恶性肿瘤的可能性，尤其是对于皮肌炎患者及老年患者。治疗方案需个体化，同时要充分考虑到治疗所致的不良反应及获益-风险比。

为防止肌肉挛缩和改善后期肌肉功能，早期积极的康复和物理治疗至关重要。严格的康复和物理治疗对于后期恢复也十分重要，是整个康复计划的核心部分。

（1）皮质类固醇

对大部分患者来说，单独应用皮质类固醇作为初始治疗是合理的。

泼尼松（龙）1mg/kg（最大剂量 100mg），晨服，每日 1 次，持续 2 周，然后每 2 周减量 12.5mg，用药后第 8 周将每日剂量减至 20~25mg。

若用药后 8~12 周时泼尼松（龙）有明显的疗效，在以后的几个月内，每 2 周减少 2.5mg，目标剂量 7.5~10mg/d。而采取长时间单一剂量、隔日用药的方法可使皮质类固醇的不良反应降至最小。

急性期或者病情严重的患者，需要静脉滴注激素治疗。用法用量：

甲泼尼龙 1g 静脉滴注超过 1h，每日 1 次，连用 3 天，或甲泼尼龙 0.5g 静脉滴注超过 1h，每日 1 次，连用 5 天。

伴发心脏疾病高风险（尤其是心律失常）的患者，甲泼尼龙滴注时间应超过 2～3h。

泼尼松（龙）的剂量超过 20mg/d，数月后可能发生类固醇肌病，易导致病情复杂化。在开始使用皮质类固醇治疗时应采取预防骨质疏松的措施（见第 32 页），但也应避免血钙过多，否则容易引起钙质沉积。

根据肌酸磷酸激酶水平、所有肌群的检查以及治疗前后的各数据变化，在治疗的第 6～8 个月可逐渐减少激素剂量。

（2）免疫抑制药

若泼尼松（龙）的疗效不明显或难以减量时，可在治疗的第 8～12 周时加用免疫抑制药联合治疗，但病情严重的患者需早期联合应用。用法用量：

1 硫唑嘌呤 1.5～2.5mg/kg，口服，每日 1 次；应监测全血细胞计数及肝功能（见第 29 页）；

或

1 甲氨蝶呤 7.5～15mg，口服，每周 1 次（**在每周特定的一天**）。若对甲氨蝶呤或适量的泼尼松（龙）反应欠佳，可将甲氨蝶呤缓慢加量至 30mg，每周 1 次（**在每周特定的一天**）（不良反应及监测详见第 37 页）；

加用

叶酸 5～10mg，口服。每周 1 次（最好不在使用甲氨蝶呤的同一天服叶酸）。

（3）难治性肌病

对于成人难治性肌病患者，应尽力除外相关的恶性肿瘤，但这并不适用于儿童。也应考虑应用皮质类固醇类药物导致的肌病。若有证据支持进展性肌炎，应增加免疫抑制药剂量或换药。治疗时需要严密监测患者病情变化，且需由有经验的内科医师指导给药。经典治疗方案：

1 环磷酰胺 100～150mg，晨起口服，每日 1 次；或环磷酰胺 $1g/m^2$ 静脉滴注，每月 1 次；

或

1 甲氨蝶呤 0.4mg/kg，静脉滴注，每 2 周 1 次（不良反应及监测详见第 37 页）。

加用

叶酸 5～10mg，口服，每周 1 次（最好不在使用甲氨蝶呤的同一天服用叶酸）。

应用环磷酰胺（尤其是静脉注射）治疗时，保证充分的入量是非常重要的，同时应碱化尿液及应用美司钠预防出血性膀胱炎。更多信息，见《治疗指南：风湿病学分册》。

有时采用了上述治疗措施后疾病仍在进展，关于如何选择治疗方案存在争议。目前可行的治疗方案包括皮质类固醇静脉冲击疗法，静脉应用免疫球蛋白或血浆置换。此外应用环孢素、吗替麦考酚酯、他克莫司各自不同的疗效，已被非正式地应用于治疗中。

一些常规治疗无效的患者伴有无痛的严重肌纤维化。对于这类患者，增加免疫抑制药的剂量后可能的疗效尚不足以抵消治疗相关危险性。

7.2.2 包涵体肌炎

包涵体肌炎（inclusion body myositis，IBM）是一种具有特征临床表现和病理特征的疾病，与多发性肌炎同样常见，是老年患者最常见的肌肉疾病，男性较女性多见（男女比例约为 5：1）。其病因尚不清楚，但近年关于其发病机制方面的研究已取得一定进展。"h-IBM"是遗传性肌病中的一个术语，指一种家族性疾病，其病理特点很像散在的包涵体肌炎（s-IBM），并伴有淋巴细胞性炎症。目前存在数种常染色体隐性和常染色体显性的进行性肌无力综合征，各有不同的临床表现。

s-IBM 患者的肌肉病理可见 β 淀粉样前体蛋白、β 淀粉样蛋白、磷酸化 tau 蛋白及早衰蛋白沉积，类似阿尔茨海默病脑组织病理改变。然而，这些病变都具有器官特异性，不是累及肌纤维就是累及神经元。

包涵体肌炎的诊断包括肌肉萎缩及前臂屈肌和股四头肌的无力，这些表现较易引起注意。血液中肌酸磷酸激酶水平可能会升高，但也可以在正常范围内。确诊需要肌肉活检组织病理学和电镜检查。

虽然肌肉活检有炎性改变的证据，但至少在疾病的早期，免疫抑制药对 s-IBM 治疗无效，实质上因为产生了治疗抵抗作用。最初皮质类固醇和免疫抑制药偶尔可有效，但在后期失去疗效，这也可能使诊断复杂化。有研究报道泼尼松（龙）、甲氨蝶呤或硫唑嘌呤单独或联合使用也可能是合理的。

尽管缺乏行之有效的药物治疗，但应该制订康复和运动锻炼的方案，可能需要特殊夹板用来固定肢体和维持功能。在存在严重的吞咽困难时，可能需要行胃造口术。

7.3 重症肌无力

重症肌无力（myasthenia gravis）是一种直接阻断烟碱型乙酰胆碱受体的自身免疫性疾病。通常起病隐匿，多见于 10～30 岁的女性、50～70 岁的男性。重症肌无力的诊断要有明确的肌肉疲劳，主要表现在眼肌、面肌、咽喉肌或四肢肌。重症肌无力不伴有感觉缺失、括约肌功能障碍及腱反射减低。需有依酚氯铵试验阳性（该试验应由有经验的医生实施，且现场应配有复苏设备）、冰试验（眼睑下垂改善）、乙酰胆碱受体抗体升高（85%的患者为阳性）及适当的神经生理检查结果（神经重复电刺激波幅递减或单纤维肌电图阳性），以支持诊断。

需要完善胸部 CT 检查，虽然不能仅凭胸部 CT 除外胸腺瘤（老年患者中更常见），但还是应该作为常规检查项目。横纹肌抗体滴度增加提示年轻患者存在胸腺瘤。

许多药物会加重重症肌无力，尤其是氨基糖苷类、喹诺酮类抗生素和 β 受体阻滞药。神经肌肉阻断药可能会加重肌无力，导致麻醉复苏延迟。使用大剂量皮质类固醇治疗的开始，症状也会有所恶化。

7.3.1 治疗

患者在明确重症肌无力诊断后才能开始治疗，医疗急性事件除外。治疗方案要根据残障程度和受累肌群确定。同时应谨慎评估患者的呼吸功能和吞咽功能。

若患者功能丧失程度较轻而确定治疗方案尚在考虑，可选择以下治疗。用法：

吡斯的明 60mg，晨服，每天 1 次，依据药物的作用时间和患者的症状来调整药物剂量，可增量到每天 60mg，每天 2～6 次。

吡斯的明缓释片（180mg 口服，睡前服用）有助于控制患者夜间症状。胃肠外的胆碱酯酶抑制药如新斯的明可用于重症监护室。

吡斯的明的不良反应包括腹痛、痛性痉挛和腹泻，还可加重青光眼的症状。以上毒蕈碱样不良反应在长期用药后可逐渐消失，但可能需要短期合用抗胆碱药如丙胺太林。

对于大多数的青年和中年全身型重症肌无力患者及胸腺瘤患者，宜早期行胸腺瘤切除术。但老年患者一般不轻易采取该手术。实施手术前2周，应该进行4～5次血浆置换术或静脉注射免疫球蛋白。术后要严密监测患者病情变化。虽然病情好转需要几年的时间，但胸腺切除术后约三分之二的患者较为满意，病情可部分或完全缓解。

免疫抑制治疗有时可作为老年重症肌无力患者胸腺切除术的替代治疗，也可作为所有年龄患者的初始治疗。胸腺切除术疗效未显示前也需要免疫抑制治疗，有时可作为胸腺瘤切除术的辅助治疗。用法用量：

泼尼松（龙）25mg，晨起口服，每2～3天加量5mg，目标剂量为1mg/(kg·d)。

除了皮质类固醇之外，也可以协同使用其他免疫抑制药。

1 硫唑嘌呤1.5～2.5mg/kg，晨起服用，需要监测全血细胞计数和肝生化指标（见第29页）❶；

或

1 环孢素2.5mg/kg，口服，最初每日2次❷。

若不能耐受硫唑嘌呤和环孢素，可选用吗替麦考酚酯替代。

伴有全身无力、延髓性麻痹或呼吸困难的患者存在皮质

---

❶ 硫唑嘌呤剂量加至最大至少需要6个月。

❷ 环孢素是重症肌无力的一种有效的免疫治疗药物，但需要严密监测，伴有肾脏功能受损和高血压时应减小剂量。其临床效果比硫唑嘌呤更快速。监测环孢素水平可能有助于治疗。

类固醇诱导的一过性恶化的风险，其病因尚不清楚。这种病情恶化通常发生在皮质类固醇治疗的第一周，因此在治疗的初期，患者最好住院。

轻型重症肌无力的患者可门诊治疗，泼尼松（龙）5mg/d，每日增加 5mg 直至起效，或用最大剂量的 1mg/（kg·d）（最大剂量 100mg/d）。临床症状改善后，皮质类固醇剂量应逐渐减量至最小维持剂量，最好是隔日服用。

定期血浆置换（每周 1 次、每 2 周 1 次或每月 1 次）或静脉输注免疫球蛋白（见"急性炎性多神经根性神经病"，第 168 页）应作为治疗储备，可在患者残疾加重时或胸腺切除术前应用。部分患者除行长期治疗外，尚需要定期血浆置换或静脉输注免疫球蛋白。

7.3.2 眼肌型及其他型重症肌无力

以孤立的眼肌无力为主要临床表现（眼部症状至少持续 2 年）的患者常不伴有胸腺增生，除非存在胸腺瘤，否则不必实施胸腺切除术。通常给予皮质类固醇治疗即可获得良好的治疗效果。用法用量：

泼尼松（龙）5～10mg，晨服，隔日 1 次，每 2 周加 5mg，直到达隔日 50mg 或开始缓解。

许多患者在 3 个月内症状会有所好转，几个月后逐渐减量到泼尼松（龙）的维持剂量 10～15mg，隔日 1 次。

极少数眼肌型重症肌无力患者对口服皮质类固醇无反应，若患者残障较严重，则应按全身性重症肌无力的方案给予治疗（见第 163 页）。对口服皮质类固醇治疗反应性差的患者可以输注甲泼尼龙。

少见的肌无力综合征包括 Lambert-Eaton 综合征和先天性肌强直。少见的胆碱酯酶受体抗体阴性的重症肌无力患者存在其他抗原［肌肉特异性激酶（muscle-specific kinase，MuSK）］的抗体。这些患者的表现可能与经典重症肌无力表现不同，需要专业评估和管理。

7.4 僵人综合征

僵人综合征（stiff person syndrome）是一种罕见中枢神经系统中的自身免疫性疾病，主要特点为脊旁/腹部肌肉和下肢的运动单位活性增加。多发生于 40～60 岁，男女发病比例无明显差别，特征性表现为逐渐进展的下肢僵硬，伴有跛行和跌倒。僵人综合征与其他自身免疫性疾病有关联，如 1 型糖尿病。很多患者具有谷氨酸脱羧酶的抗体，该酶在形成抑制性神经递质 γ-氨基丁酸（GABA）中具有重要作用。是否对该疾病进行免疫抑制治疗仍存在争议，大多数的治疗方法为对症处理（如苯二氮草类、巴氯芬）。该疾病的治疗还需要专家的评估和管理，预后相对良好，大多数患者可保留行走能力。

7.5 面神经（Bell's）麻痹

面神经（Bell's）麻痹［facial nerve（Bell's）palsy］是最常见的脑神经病变，通常原因不明，但也许与单纯疱疹病毒感染有关。蜱虫感染、高血压、糖尿病可能也与面神经瘫痪有关。需要考虑面神经麻痹的鉴别诊断，因为很多其他疾病也可影响面神经。建议进行神经系统评估。

大多数伴有面神经麻痹的患者能恢复正常，无遗留的无力感。如果某下运动神经元导致了不完全性面神经麻痹，患者最终可完全或几乎完全恢复正常，以至于并不需采取积极的治疗。如果是完全性或接近完全性麻痹，或者是病变侧舌的前 2/3 味觉消失，虽然患者预后效果良好，但不保证所有患者均有良好的预后。患者需要了解到面神经的功能恢复需要几周或几个月。不同程度的面部无力可能持续存在，这主要取决于面神经受损的严重程度。

最近，随机临床试验和一项 Cochrane 回顾试验支持在发病的 48h 内采用泼尼松（龙）治疗，用法：

泼尼松（龙）（口服）1mg/kg（最大剂量为 100mg），每日 1 次，晨起服用，连用 5 天。

尽管有些人提倡应用抗病毒药物治疗面神经麻痹，但无有力证据支持这种疗法。然而，如果在同侧耳发现水疱，可能是由于带状疱疹感染引起的面神经麻痹（**Ramsay-Hunt 综合征**）。如果症状出现在 72h 之内，可在泼尼松（龙）的基础上加用抗病毒药物。更多抗带状疱疹的治疗信息，见《治疗指南：抗生素分册》。

如果闭目功能受损，在风中或有灰尘的环境中遮住患侧眼睛，在睡觉时滴注人工眼泪都会起到一定的作用。如果面神经麻痹严重，进行眼科检查也是有帮助的。

在面神经麻痹的恢复期，面神经异常再生可能导致面部肌肉同步收缩（连带动作），吃饭时受损侧的眼睛不自主流泪（鳄鱼泪）或是味觉性发汗。

7.6　周围神经病

多种原因均可导致周围神经病（peripheral neuropathy）发生，然而，如果没有完整的病史和检查结果，其病因很难被发现。在该类疾病的诊断中，家族史很重要，因为约有 20% 患者都有家族遗传史。

该类疾病的潜在的可治性病因包括炎性神经病、糖尿病、维生素 B_1 缺乏（通常见于嗜酒者或行胃减容术后）、维生素 B_{12} 缺乏、γ-球蛋白病、结节病、麻风病、重金属中毒、神经毒性药物的应用（如胺碘酮、呋喃妥因）以及卟啉病和血管炎。多发性单神经病多由糖尿病或血管炎所致，必须与全身性周围神经病相鉴别。

根据疾病临床进展的过程，全身性周围神经病可分为急性、亚急性和慢性三型。神经病变常同时累及运动神经和感觉神经，但有时主要或完全以某一运动神经或感觉神经受累为主。其神经病理特点是神经轴索变性或节段性脱髓鞘。

7.6.1 获得性炎性多发性神经病

免疫介导的周围神经病较常见，这类疾病包括急性炎性多神经根性神经病（acute inflammatory polyradiculoneuropathy）（吉兰-巴雷综合征），慢性炎症性脱髓鞘性多发性神经病（chronic inflammatory demyelinating polyneuropathy，CIDP）以及其变异性型——伴有传导阻滞的多灶性运动神经病（multifocal motor neuropathy with conduction block）。这些主要的多发性神经病都是可治的，但由于它们的治疗重点各异，准确诊断这些疾病十分重要。

7.6.1.1 急性炎性多神经根性神经病（吉兰-巴雷综合征）

急性炎性多神经根性神经病（吉兰-巴雷综合征）常呈急性发作，伴有迅速进展的广泛的无力及感觉障碍（通常指感觉体征消失），通常从肢体远端开始，伴有腱反射减弱或消失。临床表现多种多样，包括 Miller-Fisher 变异型（眼外肌麻痹、共济失调和腱反射消失）和少见的延髓症状等。有些患者有前驱感染史，包括弯曲杆菌、肺炎支原体和病毒（如 EB 病毒和巨细胞病毒）感染的可能。确诊方法包括脑脊液检查（CSF）和神经传导速度检查。脑脊液检查时明显的蛋白质-细胞分离为其特异性表现，即蛋白质升高而细胞数减少或缺乏。发病稍后期神经传导速率减慢。

所有患者均需住院治疗。同时每 4h 监测一次肺活量，若肺活量降至 20mL/kg 以下或下降明显，应将患者转入重症监护室进一步治疗。由于患者存在伴发心律失常的高风险，推荐对此类患者行心电监护。

已证实静脉注射免疫球蛋白和血浆置换是简单有效的治疗方法。血浆置换比较复杂且有较多的并发症。用法用量：

1　普通免疫球蛋白 0.4g/(kg·d)，静脉滴注，持续 5 天或普通免疫球蛋白 1g/(kg·d)，静脉滴注，持续 2 天；

　　或

1　血浆置换。

除了上述治疗外，需要考虑其他方面的治疗，如疼痛和预防深静脉血栓的治疗。吉兰-巴雷综合征的患者经常有神经性疼痛，其治疗与其他神经性疼痛综合征一致——给予三环类抗抑郁药和抗癫痫药辅助镇痛，同时常给予阿片类药物（见"神经性疼痛的治疗"，第 177 页）。对照试验研究显示加巴喷丁比卡马西平疗效更好。

7.6.1.2　慢性炎症性脱髓鞘性多发性神经病

慢性炎症性脱髓鞘性多发性神经病（CIDP）的临床进展较其他获得性炎性多发性神经病更为缓慢且持久。部分病例临床表现类似于吉兰-巴雷综合征，但呈持续性进展，提示为更持久的免疫学过程。与吉兰-巴雷综合征的临床鉴别点是其病情进行性恶化超过 8 周。还有部分患者发病开始即表现为更典型的缓慢进展病程。该病的诊断可通过神经传导检查和升高的脑脊液蛋白。部分患者需要进行神经活检才可确诊。

若患者仅有轻微的残障，监测病情进展而不采取治疗是合理的。但大多数患者就诊时，其残障程度已经严重到需要采取治疗的程度。

若患者伴有明显肌无力症状，治疗初期就需要进行血浆置换或一个疗程的免疫球蛋白静脉输注（见"急性炎性多神经根性神经病"，第 168 页）。

维持治疗需给予静脉滴注免疫球蛋白、血浆置换或是泼尼松（龙）。但这些免疫抑制治疗需个体化，用法用量：

1 静脉滴注普通免疫球蛋白 0.4g/kg，每月 1 天或连续用药 2 天（或者是根据患者病情频率减量）；

　　　或

1 血浆置换（每周 2 次或每月 2 次）；

　　　或

1 泼尼松（龙）1mg/kg（最大剂量为 100mg），晨起服用，每日 1 次，持续 1 个月，后依据病情进展状况，每月减量 12.5mg，至 25mg/d，最终每隔日 1 次持续用药。

若患者病情好转不明显，可加用：

　　硫唑嘌呤 1.5～2.5mg/kg，口服，每日 1 次，需要监测全血细胞计数和肝功能（见第 29 页）

若以上治疗效果仍不满意，可考虑应用环磷酰胺、环孢素或吗替麦考酚酯，应由有经验的内科医师指导用药。

7.6.1.3　伴有传导阻滞的多灶性运动神经病

伴有传导阻滞的多灶性运动神经病是一种罕见的运动神经病，该病与进行性肌萎缩变异型的运动神经元病相仿。对皮质类固醇治疗无反应。静脉输注免疫球蛋白对多数患者有效，具体同慢性炎症性脱髓鞘性多发性神经病的治疗方法，这是一种可选择的治疗方法（见上文）。对于难治性患者，可给予环磷酰胺或是利妥昔单抗。

7.7 肌强直

肌强直（myotonia）为肌肉自主收缩后舒张困难，即肌肉僵硬。这是由于肌细胞膜持续性去极化，并存在一定的遗传因素，包括肌营养不良疾病（很少需要治疗）和先天性肌强直综合征。根据病因学，肌强直可能对苯妥英有反应。肌营养不良综合征与周期性瘫痪的症状有一些重叠。周期性瘫痪比较罕见，需要相关专家的意见。

7.8 运动神经元病（肌萎缩侧索硬化）

运动神经元病（motor neurone disease）是一种累及上、下运动神经元的进行性神经肌肉疾病，导致肢体肌肉、延髓肌及呼吸肌无力。致命性结局往往出现于起病的 3～4 年内。运动神经元病是医学史上最可怕的疾病之一，仅有少数患者的存活时间较长。

其他健康的专业人员（如物理治疗师和语言病理学家）应帮助患者管理肢体无力、行走、说话、呼吸、吞咽困难等问题。其他治疗选择包括通过胃造口术给予营养和夜间通气支持，选择与否主要取决于患者的意愿及家庭的支持。早期应用非侵入性通气设备可提高生存率。运动神经元病患者可通过多学科设施来改善生活质量并提高生存率。

肌肉痉挛很常见，巴氯芬可能有效（10mg 口服，每日 2 次）。短疗程非甾体抗炎药可能对肌肉疼痛有效。

尚无可用的有效治疗方法，利鲁唑可延缓病程进展。用法：

利鲁唑 50mg 口服，每日 2 次。

患者应用利鲁唑的最初 6 个月内，需每月监测肝功能及全血细胞计数。肝损害和中性粒细胞减少症是利鲁唑少见的不良反应。

7.9　急性臂丛神经炎

急性臂丛神经炎（神经痛性肌萎缩，Parsonage-Turner 综合征）［acute brachial neuritis（neuralgic amyotrophy，Parsonage-Turner syndrome)］是一种少见的免疫介导的痛性臂丛病。其临床表现为突发性一侧肩部及上肢剧烈疼痛（通常在夜间发病），通常继发于上呼吸道感染、疫苗接种或局部外伤后。在 1～4 天内可能出现感觉异常，某些肌肉无力或萎缩，尤其是肩胛带肌。剧烈的疼痛持续数天甚至数周。运动功能可能需数月才能完全恢复，也可能部分恢复。发病机制可能是由免疫机制介导的神经炎。需排除神经根受压。

治疗为直接缓解神经性疼痛，阿片类药物可能是必要的。先前的报道表明皮质类固醇是无效的，但数据表明大剂量皮质类固醇可快速持久地缓解疼痛。用法：

1　泼尼松（龙）1mg/kg（最高 100mg）口服，晨服，连用 3～5 天；

或

1　甲泼尼龙 1g 静脉滴注，连用 3 天，或甲泼尼龙 0.5g 静脉滴注，连用 5 天。

对于伴发心脏方面的风险（尤其是心律失常）的患者，输注甲泼尼龙需超过 2～3h。

目前尚不清楚皮质类固醇能否改善运动功能恢复的程度。

7.10　腰骶神经丛炎

腰骶神经丛炎（lumbosacral plexitis）是发生于下肢与

急性臂丛神经炎相似的神经丛炎，但是发病率较低。它的特征为下肢近端肌肉出现剧烈的神经性疼痛，接下来的数天或数周内伴有肌无力和肌萎缩，尤其常见于股四头肌。疼痛可能会持续 1 年，但最终发展为下肢无力。上腰骶神经丛受累更加常见，且出现严重的大腿前部疼痛及无力，伴膝反射消失，伴或不伴轻微感觉异常。下腰骶神经丛受累表现通常类似于椎间盘突出导致的神经根痛。疾病的诊断需要磁共振成像（MRI）（通常正常）和神经生理学研究（通常是异常的）。

特发性腰骶神经丛炎可能以急性炎症为基础，对皮质类固醇及静脉注射免疫球蛋白的治疗有反应。其他病因包括糖尿病、感染（如单纯疱疹和带状疱疹病毒）、血管炎、副蛋白、肿瘤浸润、创伤和出血。特发性和糖尿病性腰骶神经丛病在数月或数年后自然恢复。疼痛可以是剧烈的，往往需要用治疗神经性疼痛的药物缓解（见第 177 页）。

7.11　神经嵌压综合征

更多神经嵌压综合征及腕管综合征相关信息，见《治疗指南：风湿病学分册》。

7.12　疲劳

"疲劳"（fatigue）常带给患者及医生相似的困扰。主观疲劳为体力或脑力活动后的疲倦。客观疲倦为观察发现运动后肌肉力量下降。因此，疲劳是一种正常的现象，但过度疲劳通常是多种疾病的结果，是神经病学或非神经病学疾病。

在神经肌肉病的患者中，单纯疲劳而不伴有无力的患者不常见。主诉疲劳而不伴肌肉无力的患者在某种程度上所描述的更多为已将身体或精神负荷排除在外的主观感受，通常称之为衰弱。主观疲劳的原因多样，包括药物、潜在的恶性肿瘤、肾上腺功能不全、某些中枢神经系统疾病如抑郁症、帕金森病（见第 110 页）、多发性硬化（见第 148 页）、脑卒中（见第 213 页）。对潜在疾病的识别决定了主观疲劳的治疗。选择性 5-羟色胺再摄取抑制药（selective serotonin reuptake inhibitors，SSRIs）正处于临床试验中。

过度疲劳伴无力常发生于许多神经肌肉病，包括重症肌无力（见第 162 页）、运动神经元病（见第 171 页）、神经病变、神经肌肉的传导障碍和肌肉疾病。除了针对潜在疾病的治疗以外，如果存在其他治疗疲劳的方法，其效果也不令人满意。

第8章

神经性疼痛

影响体感神经系统的病变或疾病可直接引起神经性疼痛（neuropathic pain）。导致**外周神经性疼痛**（peripheral neuropathic pain）的例子包括带状疱疹后遗神经痛（见第184页）、神经损伤（包括手术创伤和复杂区域疼痛综合征 II 型［CRPS II 型］）、糖尿病性或其他病因导致的周围神经病变、神经根病、臂丛神经损伤、截肢（如幻肢痛，见第186页）。**中枢神经性疼痛**（central neuropathic pain）的常见病因包括脊髓损伤、卒中和多发性硬化。其他疼痛的病因可能也包含一部分神经性原因，但目前知之甚少，如 I 型 CRPS和纤维肌痛（见《治疗指南：风湿病学分册》）。

神经性疼痛需与继发于强烈疼痛刺激（比如炎症刺激）的痛敏结构改变所致的疼痛，以及神经相邻结构病变所致的体感性疼痛相鉴别。神经性疼痛按确定的、可能的或不确定的进行分类，分类规则见图8-1。尽管身体的感觉丧失区域可能存在痛觉的话题仍饱受争议，但是目前有关于该谜团的思考代表着一种进步。神经性疼痛评估工具可以提供帮助，但其敏感度与特异度有限。

典型的神经性疼痛表现为感觉和（或）运动功能障碍区域出现的持续烧灼样、针刺样或电击样疼痛，尤其对针刺觉和温度（热和冷）觉敏感。它的特征是自发性疼痛和异常的诱发反应，包括：

• 痛觉过敏：对正常疼痛刺激的反应性增加，如对皮肤针刺觉和神经压觉；

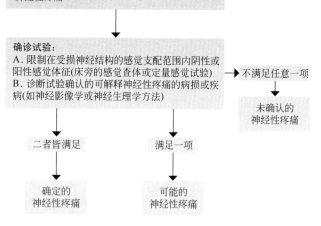

图 8-1 神经性疼痛分类规则

引自 Haanpaa M，Treede RD。Diagnosis and classification of neuropathic pain. Pain Clinical Updates 2010；ⅩⅧ（7）：1-6. 本图已获得 International Association for the Study of Pain® （IASP®） 的许可，未经许可不得用于其他目的

- 感觉过度：对正常非疼痛刺激出现疼痛反应，如刷牙或冷刺激；

- 痛觉过度：重复刺激时出现异常的疼痛反应，如重复针刺，它表现为疼痛程度和（或）疼痛区域明显增加。

诱发的疼痛可向外扩散至该神经与感受器所支配的解剖边界。

三叉神经痛和舌咽神经痛，因其相应区域无感觉丧失，病理机制以及对药物的反应性不同，不属于神经性疼痛。更多三叉神经痛信息，见第 73 页。

目前存在几种可以解释神经性疼痛的发病机制。包括受损的神经产生的异位冲动，中枢传导通路的长程强化，脊髓及脊髓水平以上的神经失去正常的抑制过程，胶质细胞活化的细胞因子可介导神经元的凋亡及神经活动的修饰。尽管已经研究了十多年，目前依旧没有针对特定疼痛机制、个体症状或疼痛病因的特异性治疗方案。

神经受损后即出现中枢神经系统炎症和胶质增生反应，这很可能与直接作用于神经元的治疗反应不佳有关。

8.1 神经性疼痛的治疗

中枢和外周神经性疼痛的治疗比较困难。药物治疗仅部分有效，但它提供了长期干预的主要方案。手术治疗通常是无效的（除了神经根压迫所致的神经根痛和三叉神经痛），并且从长远看可能加重疼痛。

针对常见病因导致外周神经性疼痛（带状疱疹后遗神经痛、糖尿病性神经性疼痛）的患者的大多数药物试验已经进行超过 3 个月，其结果已经外推至其他情况。其他情况（普瑞巴林应用于脊髓损伤后疼痛、阿片类药物应用于外周神经损伤后疼痛和三环类抗抑郁药应用于中枢性疼痛）很少有阳性结果。我们通常认为疼痛程度降低至 50% 时是合适的阳性临床相关终止点，但偶尔也可接受疼痛程度下降至 30% 时。考虑到治疗有效性，若 1 名患者达到临床终点，需治疗人数（number needed to treat，NNT）应该在 2～5 之间。药物联合使用或不同药物之间的对比研究试验尚有限。药物有效性之间的比较可以通过观察 NNT 获得；然而，应该慎重采用 NNT，因为其可能受研究设计和阴性结果试验不被出版等因素的影响。

对于所有慢性疼痛综合征，需关注患者情绪和周围环境的影响。此时，非药物治疗可能有助于减轻和改善疼痛症状。如果患者不能获得改善，可能有必要转诊至多学科疼痛治疗门诊。可选择局灶性神经阻滞和消融手术（如射频消融术）、鞘内药物治疗、植入式脊髓和运动皮质刺激器以及认知行为疼痛管理程序等治疗方案。更多信息，见《治疗指南：疼痛分册》。

8.1.1 简单镇痛药

简单镇痛药，如非甾体抗炎药，对缓解神经性疼痛通常无效。然而简单的镇痛药对疼痛感受器被刺激所引起的神经性疼痛（如炎症）有效。此时，建议短程疗法试验：

对乙酰氨基酚1g，口服，必要时每4～6h一次，每日最大剂量4g；

或对乙酰氨基酚缓释片1.33g，口服，必要时每6～8h一次，每日最大剂量4g。

8.1.2 镇痛辅助用药

神经性疼痛的治疗通常需要镇痛辅助用药，如三环类抗抑郁药（TCAs）、5-羟色胺和去甲肾上腺素再摄取抑制药（SNRIs）及抗癫痫药。N-甲基-D-天冬氨酸（NMDA）受体拮抗药、局部麻醉药和可乐定的使用需要得到疼痛专家的批准。这些药物大多数均可口服，但局部麻醉药（如利多卡因）和NMDA受体拮抗药（如氯胺酮）应肠道外给药或局部给药。

8.1.2.1 抗抑郁药

TCAs的镇痛作用与其情绪调节作用无关，部分是通过抑制突触去甲肾上腺素和5-羟色胺再摄取进而抑制感受伤害的神经传递而实现的，尽管它们可能存在其他相关作用机制[如局部麻醉药、抗胆碱药、抗组胺药和 γ-氨基丁酸

（GABA）活性]。阿米替林是 TCAs 中最常用的镇痛药。如果使用阿米替林后出现不可耐受的不良反应，可以选择去甲替林或多塞平。药物剂量应小于治疗抑郁症时的剂量，并且需要进行至少 2 周的试验用药。

服用 TCAs 时，需警惕患者是否同时服用具有 5-羟色胺活性或与 TCAs 有相互作用的药物（如 SSRIs、SNRIs、单胺氧化酶抑制药或曲马多）。

试验中，使用 TCAs 时 2～3 名患者中 1 名患者可以获得临床相关结局；使用 SNRIs（文拉法辛和度洛西汀）时 4～5 名中 1 名可获得临床相关结局；使用 SSRIs 时 7 名中 1 名可获得临床相关结局，使其在治疗选择方面不具有竞争力。没有试验显示 TCAs 对来自脊髓损伤、HIV-神经病、化疗所致神经病变的疼痛或幻肢痛有效。其他抗抑郁药尚未进行过这类研究。

8.1.2.2　抗癫痫药

抗癫痫药可降低脊髓和大脑水平神经细胞的兴奋性，并可能通过增加包括 GABA 在内的主要抑制网络效应而起作用。加巴喷丁和普瑞巴林通过修饰初级传入神经的电压门控钙离子通道，进而影响 P 物质、去甲肾上腺素和兴奋性神经递质谷氨酸的释放。

大量研究表明，加巴喷丁和普瑞巴林治疗带状疱疹后遗神经痛和糖尿病性神经性疼痛是有效的。普瑞巴林亦被证实对中枢神经性疼痛（脊髓损伤）是有效的。这些药物的疗效是有限的；试验显示使用加巴喷丁时需治疗 6～7 名患者方能获得临床相关结局，而普瑞巴林需治疗 4～5 名患者。

卡马西平、拉考沙胺、拉莫三嗪、左乙拉西坦、奥卡西平、苯妥英钠、丙戊酸钠和托吡酯已应用于临床，但目前关于这些药物有益性的试验依据尚空缺或有限。

治疗癫痫时推荐的抗癫痫药血药浓度参考范围与治疗神经性疼痛时抗癫痫药的有效性之间无直接相关性。

8.1.2.3 镇痛辅助用药的选择

镇痛辅助用药的选择很大程度取决于对疗效、不良反应（如体重增加）和费用的综合评估。其他适应证（如需镇静）或禁忌证（如前列腺疾病、认知障碍）也会影响药物的选择。总体来说，阿米替林是有效且相对便宜的药物，但可能有难以耐受的不良反应。加巴喷丁的不良反应较阿米替林轻。普瑞巴林更容易使用且试验证实有效，并且有助于提高睡眠质量。加巴喷丁或普瑞巴林任意一种无效不能判定另一种药物同样无效，两种药物的耐受性和有效性对于不同个体来说可能是不同的。

推荐低剂量使用镇痛辅助用药，如有必要逐渐加量至最大可耐受水平。应用：

1 阿米替林 10～25mg，每晚口服；每 7 天加量一次至常规最大剂量，每晚 75～100mg；

或

2 加巴喷丁 100～300mg，每日口服；耐受后加量，根据反应每 4 日加量一次，由每日 1 次增加为每日 3 次，常规最大剂量，每日 2400mg；

或

2 普瑞巴林 75mg，每日口服；2～3 天后加量至每日 2 次，然后缓慢加量至 300mg，每日 2 次；

或

3 度洛西汀 30mg，每日口服；1 周后加量至 60mg，如能耐受可加量至 60mg，每日 2 次。

尽管药物联合使用的获益证据是有限的，但是必要时可联合使用多种药物（如 TCAs、抗癫痫药和阿片类药物）。

8.1.3 阿片类药物

阿片类药物对神经性疼痛的反应性较伤害性疼痛差，所以需要更大药物剂量，但不良反应可能会加重。连同潜在的成瘾性，阿片类药物与其他镇痛辅助用药相比缺乏竞争力。

曲马多作为弱阿片类药物，同时具有 5-羟色胺和去甲肾上腺素作用，因此进行强阿片类药物试验之前可以考虑使用。在大多数使用曲马多的神经性疼痛试验中，每 4～5 人中 1 人可获得临床相关结局。因癫痫发作风险，曲马多应谨慎与三环类抗抑郁药联合使用。其他弱阿片类药物（如可待因）可以进行试验但获益证据有限。

强阿片类药物有助于改善神经性疼痛，尽管证据仅限于外周神经性疼痛。吗啡与羟考酮的短期临床试验显示，使用吗啡每 2～3 人中 1 人可获得临床相关结局，而羟考酮每 3～4 人中 1 人可获得临床相关结局。其他强阿片类药物亦广泛应用于神经性疼痛。

越来越多的证据表明，治疗非恶性疼痛时阿片类药物滥用持续增加，且药物成瘾性比预想中更常见。阿片类药物长期使用时，必须考虑其不良反应，如骨质疏松症、龋齿、对内分泌的影响以及免疫抑制的可能。

更多阿片类药物相关信息，见《治疗指南：疼痛分册》。

8.1.4 难治性神经性疼痛的治疗

在治疗难治性神经性疼痛患者之前，强烈建议征求疼痛内科医师、疼痛临床或姑息治疗专家的建议。

住院条件下，NMDA 受体拮抗药氯胺酮可以肠道外给药。在允许的情况下，有反应者可以尝试舌下含服、口服或鼻腔内使用氯胺酮来缓解爆发痛。但有效性的证据是有限的。

抗心律失常药氟卡尼很少用于治疗难治性神经性疼痛。仅有个案报道证实有效。氟卡尼的禁忌证包括心脏病尤其是心律失常和充血性心力衰竭。试验性应用利多卡因可能有助于明确是否能够使用氟卡尼。用法：

氟卡尼50mg，每日2次口服，每3天增加剂量直至最大剂量每日300mg。

辣椒碱（0.025％或0.075％）已经应用于难治性带状疱疹后遗神经痛和痛性多发性神经病（包括糖尿病性神经病变）。有时使用更高浓度的辣椒碱，但可能导致严重的烧灼痛，所以使用前需行局部麻醉。

目前已经证实了大麻和局部注射A型肉毒毒素的有效性。吗啡、局部麻醉药、巴氯芬和可乐定可以通过植入式鞘内输注装置进行给药。

8.2 急性带状疱疹

带状疱疹（herpes zoster）是由水痘-带状疱疹病毒复发引起的。好发于成年人，亦可见于儿童和母亲妊娠期间感染过水痘的2岁以下的婴幼儿。大多数带状疱疹患者免疫功能低下。

水痘爆发表现为疱疹散在分布于存在片状红斑的皮区。疱疹在1周内爆发，大约2周后愈合。免疫功能低下的患者，疱疹可能分布于多个皮区，或伴发系统性临床症状。

如果皮疹出现不到72h，及时抗病毒治疗能够显著缓解急性疼痛、减少皮疹持续时间、降低病毒潜伏和眼部并发症。尽管数据提示抗病毒治疗有一定益处，但该治疗是否能够降低带状疱疹后遗神经痛的持续时间仍存在争议。

8.2.1 抗病毒治疗

72h 内出现囊泡、眼部带状疱疹以及免疫功能低下患者都应该接受抗病毒治疗。带状疱疹抗病毒治疗，见《治疗指南：抗生素分册》。

8.2.2 急性疼痛

带状疱疹性疼痛可发生于皮疹出现前、出现时和出现后。通常疼痛程度轻，但也可严重，尤其当疱疹位于脸部时。大多数情况下疼痛程度逐渐减低，数周后完全缓解。冰袋和保护性敷料可能缓解症状。老年人更可能出现严重或持续性疼痛。用法：

对乙酰氨基酚 1g，口服，必要时每 4～6h 一次，直至每日最大剂量 4g；

或对乙酰氨基酚缓释片 1.33g，口服，必要时每 6～8h 一次，直至每日最大剂量 4g。

疼痛严重时，抗病毒药同时可联合使用口服皮质类固醇。尽管没有证据显示单独使用皮质类固醇可以预防带状疱疹后遗神经痛或带状疱疹后其他神经系统并发症，大量研究表明抗病毒药联合泼尼松（龙）可以加快疼痛缓解。泼尼松（龙）和伐昔洛韦或泛昔洛韦联合治疗有效性相当。皮质类固醇使用时需警惕可能出现的并发症，如糖尿病患者使用时。用法：

泼尼松（龙）50mg，每日晨起口服，连续使用 7 天，随后 14 天逐渐减量至停用。

其他治疗方案包括三环类抗抑郁药或阿片类药物。用法：

1 阿米替林 10～25mg，每晚口服，每 7 天加量一次直至常规最大剂量每晚 75～100mg；

183

或

2 阿片类药物，如速效羟考酮 5mg 口服以获得短期效果，可耐受条件下每 4h 使用一次，必要时 48h 后可达到每日最大剂量 30mg。转换为缓释羟考酮。

尽管局部疗法已用于治疗急性带状疱疹疼痛，但有效性证据很少。可试用几天利多卡因软膏或利多卡因＋丙胺卡因乳膏，即使仅有部分疗效，也可作为其他治疗方案的补充。封闭敷料可增强局部治疗的疗效。这些药物可引起皮肤反应，为避免可能存在的系统毒性，皮肤破溃时不应使用。

大样本的开放性研究表明患者可在交感神经阻滞术后获益。

8.3 带状疱疹后遗神经痛

急性带状疱疹水泡结痂后带状疱疹后遗神经痛（postherpetic neuralgia）持续长达 4～6 周。带状疱疹后遗神经痛发生于 10％ 的带状疱疹患者，70 岁以上者发生率高达 75％。成年人接种疫苗可降低带状疱疹感染和后遗神经痛的发生率和严重程度，尽管需数百人接种疫苗来预防可能的 1 例带状疱疹后遗神经痛。

带状疱疹后遗神经痛通常很严重。可表现为烧灼样疼痛、酸痛、钻痛或阵发性电击样刺痛或撕裂样疼痛。即使查体提示感觉丧失，90％ 患者存在触觉诱发痛。较少出现痛觉过度。受累皮肤可能出现色素丢失并留有瘢痕，但瘢痕程度与疼痛程度或性质无关。

8.3.1 治疗

带状疱疹后遗神经痛难以治疗。很大程度上这是一个老年性疾病，此时必须对患者伴有的其他疾病，尤其是影响认知的疾病，以及维持躯体功能和持续社会化能力进行综合评估。

治疗应该从最简单和最安全的方法开始，如使用对乙酰氨基酚或冰块按摩。这些简单的治疗方法对于一些患者而言已足够，并不需要其他的干预。因此这些方法值得尝试数日。

如果简单镇痛药不能改善疼痛症状，应考虑使用镇痛辅助用药。带状疱疹后遗神经痛，及早治疗成功性更高。应告知患者可能需要数周时间方能获得最佳治疗效果。TCAs、加巴喷丁或普瑞巴林（药物剂量信息，见第180页）是治疗带状疱疹后遗神经痛最有效的药物，有效率达 40％～65％。荟萃分析显示，TCAs 很可能更有效，但不良反应发生率可能更高。度洛西汀尚未用于带状疱疹后遗神经痛临床试验。

经皮神经电刺激（transcutaneous electrical nerve stimulation，TENS）可能有助于改善症状，尤其与 TCAs 或抗癫痫药联合使用。应在每日非睡眠时间内尽可能长时间使用，连续使用至少 2 周。

阿片类镇痛药，常联合镇痛辅助用药用于带状疱疹后遗神经痛的治疗。已有试验证实弱阿片类药物（如曲马多）和强阿片类药物是有效的。在可能情况下，阿片类药物的使用需在富有经验的疼痛内科医生或专家的监督下进行。然而在等待疼痛内科医生预约时，应给予患者有效的镇痛治疗。

推荐局部使用 5％利多卡因软膏、10％利多卡因凝胶❶或 5％利多卡因透皮贴剂❷。也可尝试局部使用辣椒碱。

---

❶ 10％的利多卡因凝胶需临时准备。

❷ 利多卡因透皮贴剂未在澳大利亚注册使用，但可通过 Special Access Scheme 获得。电话：（02）6232 8111；网址：www.tga.gov.au/hp/access-sas.htm）。

此外，尚有心理疗法，详见《治疗指南：疼痛分册》中关于镇痛的心理治疗技术。

目前已提出并使用了许多其他的治疗方法，包括使用其他抗癫痫药（如卡马西平、苯妥英钠、丙戊酸钠），局部和全身应用皮质类固醇，注射麻醉药和服用抗精神病药。但没有一种药物是特别有效的。不推荐手术治疗和神经阻滞技术。

8.4 幻肢痛

大多数患者在截肢早期有肢体幻觉。这种感觉通常随时间而逐渐减弱。需进行残端痛评估，局部因素包括假体继发炎性改变或局部刺激作用以及神经断端神经瘤形成。

幻肢痛（phantom limb pain）属于神经性疼痛，控制难度大。治疗原则详见"神经性疼痛的治疗"（第 177 页）。

如果可行，提前给予镇痛可能有助于预防神经损伤相关的中枢性病变。目前已有许多研究以不同的组合联合应用局部麻醉药、吗啡或氯胺酮。

第9章
卒中及短暂性脑缺血发作：一级预防

卒中（stroke）是导致西方国家成年人长期残疾的主要原因之一，同时成为致死的第三大原因。在过去的十几年当中，卒中的研究有着飞速的进展，尤其是在卒中的一级预防及二级预防方面，使某些地区卒中的发病率明显降低。

一级预防为对于未发生脑血管事件患者进行个体化的病因管理。一级预防的策略是针对卒中的主要危险因素而言。类似关于危险因素的管理可以降低短暂性脑缺血发作（transient ischaemic attack，TIA）的发生。

从20岁开始，大约每10年增加2个卒中近似的相对风险度。缺血性脑卒中（ischaemic stroke）危险因素已总结在表9-1中。高血压是颅内出血的主要危险因素。

对于偏头痛对卒中的风险，详见第94页。

表 9-1　缺血性脑卒中的一些危险因素

危险因素	年近似绝对风险/%	近似的相对风险度
动脉硬化	2~18	5
高血压	2~3	4
吸烟	1~2	2~3
糖尿病	1~2	
心血管疾病	1~2	
高脂血症	无意义	2

9.1　高血压的治疗

高血压（hypertension），尤其是老年人收缩期高血压，无论对于缺血性脑卒中还是出血性脑卒中（haemorrhagic stroke）来讲都是最重要的危险因素。一项针对 14 项随机对照研究的荟萃分析结果显示，应用抗高血压药物后，适当的血压降低（5～6mmHg）可以使卒中的风险下低 40％左右。通过单纯改变生活方式或加用药物治疗，血压应控制在 140/90mmHg 以下（糖尿病及肾脏疾病患者应在 130/80mmHg 以下）。对于大多数患者来讲，为了达到血压控制标准，会应用药物治疗。抗高血压药物主要包括 β 受体阻滞药、利尿药、钙通道阻滞药（CCB）、血管紧张素转换酶抑制药（ACEI）及血管紧张素 II 受体拮抗药（ARB）。

要进一步了解药物信息，可参见《治疗指南：心血管病分册》。

9.2 戒烟

吸烟无论对于缺血性脑卒中还是蛛网膜下腔出血而言都是重要的危险因素。无论对于男性还是女性，吸烟可以使其发生卒中的风险增加 2～3 倍，而戒烟后的 2～4 年内发生卒中的风险可明显降低。要进一步了解相关信息，可参见《治疗指南：心血管病分册》。

9.3 糖尿病的管理

糖尿病可使发生缺血性脑卒中的风险增加 2 倍。虽然尚无研究表明严格监控血糖水平可降低卒中发生的风险，但理想的血糖控制很可能降低全身血管并发症，尤其是小血管闭塞性疾病及其他糖尿病并发症，详见《治疗指南：内分泌分册》。

9.4 高脂血症的管理

流行病学研究显示，高脂血症对于缺血性脑卒中而言是一个相对较弱的危险因素。目前研究显示，对于伴有高胆固醇血症的高危血管病患者（尤其是冠心病患者），应用HMG-CoA抑制剂可明显降低首次卒中事件的发生。研究显示，对于症状性冠状动脉疾病患者而言，应用他汀类药物可降低 20%～30% 卒中的发生率。研究显示，对于伴有脑血管事件患者而言，降脂治疗有利于预防所有血管事件的发生。更多血脂管理信息，参见《治疗指南：心血管病分册》。

9.5　小剂量阿司匹林预防缺血性脑卒中

小剂量阿司匹林可适当降低首次缺血性脑卒中事件的发生，而对于预防急性冠脉综合征具有更多潜在效益。然而，应用小剂量阿司匹林可增加出血性脑卒中及消化道出血的风险。不推荐将其作为所有患者卒中一级预防的常规用药。

一级预防应重点关注所有的血管性危险因素，同时兼顾心血管事件及脑卒中事件的预防。应在评估心脑血管疾病绝对风险的基础上，个体化应用小剂量阿司匹林。伴有中度危险因素的急性冠脉综合征患者（通常存在 1 个或更多血管性危险因素）适用于小剂量阿司匹林方案。更多血管性事件危险因素信息，参见《治疗指南：心血管病分册》。

9.6　心房颤动患者缺血性脑卒中的预防

心房颤动是缺血性脑卒中的一项重要危险因素，推荐应用抗凝血药或阿司匹林预防卒中（见表 9-2）。非瓣膜性心房颤动是导致缺血性脑卒中最常见的心脏疾病。阵发性心房颤动与永久性心房颤动引起卒中的风险大致相等。单纯控制心室率不能达到预防心房颤动所致全身性血栓的作用；心律的控制通常实现不了。更多心房颤动的管理，参见《治疗指南：心血管病分册》。

如表 9-2 所示，心房颤动患者发生缺血性脑卒中的风险有所不同。目前还有一些其他的危险分层量表来评估卒中发生的风险，目前应用最广泛的是 CHADS2 评分[❶]，其中充血性心力衰竭、高血压、年龄＞75 岁、糖尿病各占 1 分，而既往卒中或 TIA 各占 2 分，当总分超过 1 分时建议应用华法林进行抗凝。目前对于此量表仍存在一些争议，原则上年龄＜75 岁的患者应存在较低的卒中风险，而先前即有卒中或 TIA 病史的患者应遵循二级预防。

表 9-2　心房颤动患者的卒中预防

心房颤动类型	年近似绝对风险/%	推荐治疗方案
瓣膜性心房颤动（如二尖瓣狭窄）	15～20	华法林(INR 目标值：2.0～3.0)
非瓣膜性心房颤动		
● 无其他危险因素	2	阿司匹林 100～300mg/d
● 伴 1 个危险因素	7	华法林(INR 目标值：2.0～3.0)
● 伴 2 个或更多危险因素	18	华法林(INR 目标值：2.0～3.0)
● 伴 1 个或更多危险因素，但存在华法林禁忌证者	7～18	阿司匹林 100～300mg/d

注：1. 危险因素＝年龄＞65 岁、糖尿病、心力衰竭、高血压、既往血栓栓塞性事件。

2. INR＝国际标准化比值。

9.6.1　华法林

临床试验显示应用华法林可使缺血性脑卒中风险降低约 70%。表 9-2 概括了根据心房颤动患者发生卒中的风险所推

---

❶ Gage BF，Waterman AD，Shannon W，Boechler M，Rich MW，Radford MJ. Validation of clinical classification schemes for predicting stroke：results from the National Registry of Atrial Fibrillation. JAMA，2001，285（22）：2864-2870.

荐的华法林用法。如果不确定是否应推荐使用华法林，可通过经胸或经食管超声对普通超声心动图的危险因素进行卒中危险分层（如左心房增大或左心房血栓）。

每年 0.5% 的出血率是应用华法林最主要的风险。对于使用华法林后易发生出血的老年人，控制好血压十分重要。更多华法林信息，参见《治疗指南：心血管病分册》。

9.6.2 抗血小板治疗

心房颤动患者应用阿司匹林同样可减少卒中事件，其有效率大约为华法林的二分之一。阿司匹林常应用于存在抗凝禁忌证的患者，年龄小于 65 岁且不伴其他危险因素的患者（表 9-2）或者超声心动图提示存在心脏结构性疾病（孤立性心房颤动）的患者。

其他抗血小板药物如氯吡格雷较阿司匹林效果差，但联合应用阿司匹林与氯吡格雷的药效优于单用华法林。对于不能使用华法林的心房颤动患者，联合应用阿司匹林与氯吡格雷比阿司匹林单药治疗更能减少卒中发生率，但存在更高的出血风险。

9.7 无症状性颈动脉狭窄的治疗

无症状性颈动脉狭窄（asymptomatic carotid stenosis）常有一个良性自然史。狭窄率大于 70% 患者，每年可增加 1%~2% 的同侧卒中发生率；急性冠脉综合征的发病风险与卒中相当或比卒中的发病风险更高。积极的治疗方案（如抗血小板治疗、降压治疗及他汀类降脂治疗）与降低未来卒中的发生率相关，同时也是大部分严重的无症状性颈内动脉狭窄患者的选择。

对于无症状性颈动脉狭窄，是否进行颈动脉内膜剥脱术目前尚存在争议。此项手术仅能应用于严格符合适应证的患者：通常为严重狭窄者（80%及以上）；年龄小于75岁；手术风险应较低（围术期卒中或死亡率应小于3%）；医学上判定其可获益超过5年者。颈动脉手术患者的选择应在多学科的共同参与下，其中至少包括一位血管外科医生及一名神经内科医生或脑血管病医生。

目前尚无研究显示颈动脉支架术的远期疗效优于内科保守治疗还是颈动脉内膜剥脱术。

9.8 小血管缺血性改变

脑部影像学常见小血管缺血性改变，即脑白质疏松。病变在MRI上可清楚显示（通常认为由于长期高血压导致侧脑室旁白质发生改变），但在CT上可能也可以显示（在侧脑室旁为低信号）。小血管缺血性病灶的多样性伴随不同的严重程度，可见从点状病变到较大的支流区域的病变。老年人无症状性小血管缺血性改变较常见，85岁时其发生率大约可达100%。严重的小血管缺血性改变是认知功能受损与下降的危险因素。

小血管缺血性改变与血管性疾病的高危因素相关，尤其是高血压。治疗需要对血管性危险因素进行详细的评估。抗高血压治疗可以预防严重疾病的恶化。更多关于控制血压的信息，见《治疗指南：心血管病分册》。目前尚无证据阐述抗血小板药物或他汀类药物在治疗小血管缺血性改变中的作用。

第 10 章
卒中及短暂性脑缺血发作：管理

10.1 卒中分类

怀疑卒中的患者中有约 30% 者为"假性卒中"，其可能为肿瘤、硬膜下血肿、偏头痛、低血糖、癫痫发作后瘫痪或脑脓肿等，故应通过仔细的临床评估、影像学及其他相关化验检查来鉴别此类患者。

卒中为一种多因素疾病，但可分为宽谱病理亚组，如表 10-1 所示。了解卒中的病理生理过程对于选择最适合的治疗方案尤为重要。由于仅根据临床症状及体征判断其为缺血性还是出血性脑卒中并非完全可靠，因此影像学如 CT 及 MRI 非常重要。应根据临床特点及影像学进行定位诊断（如前循环或后循环，皮质或皮质下），因其在病因方面可提供某些

表 10-1 卒中的分类及其在澳大利亚人群中的近似发病率

卒中种类	发病率/%
缺血性脑卒中	
• 大血管性疾病(动脉-动脉栓塞)	30
• 心源性(心脏-动脉栓塞)	20
• 小血管病(腔隙性脑梗死)	15
• 不明原因	15
• 其他罕见原因(如解剖异常、静脉性梗死、血管炎)	5
出血性脑卒中	
• 原发性脑出血(如淀粉样血管变性、高血压性)	10
• 蛛网膜下腔出血	5

线索并指导后续相关检查项目（例如皮质下症状，如腔隙性脑梗死通常由于小血管病变所致，而皮质症状应考虑心源性栓塞或颈动脉狭窄）。

尽管传统上将蛛网膜下腔出血视为卒中的一种，但其有很大不同（详见第211页）。蛛网膜下腔出血以突发严重头痛或突发意识丧失为临床表现，可通过CT诊断并经神经外科治疗。所有怀疑蛛网膜下腔出血的患者均应马上入院进行评估。

10.2 急性缺血性脑卒中

10.2.1 初始评估

患者若出现提示可能为急性卒中的临床症状及体征，需于医院内进行快速评估，治疗时间窗至关重要，患者应由急救车送至最近的医院进行治疗，应准备好评估准则以便迅速分诊。

> 急性卒中或短暂性脑缺血发作是紧急医学事件。

临床评估是诊断急性卒中的基础工作，临床医生必须要除外假性卒中，并判断神经功能缺损的严重程度（最好使用一项有效的卒中量表[❶]）并且立即安排检查。

对于出现考虑急性卒中的临床症状及体征的患者而言，头部影像不仅对于病因的判断具有重要意义，同时可除外假性卒中。最初的CT扫描主要用于除外脑出血，并且往往可发现局部缺血的早期征象。MRI，尤其是DWI序列检测缺血性脑卒中更为敏感。高级的CT及MRI检查对于指导即

---

❶ 国立卫生研究院卒中量表（National Institutes of Health Stroke Scale，NIHSS）可于网站 www. strokecenter. org/trials/scales/nihss. html 获得。

刻治疗及通过再灌注治疗挽救潜在脑组织方面，优于传统的治疗时间窗。对于该方面的研究仅处于临床研究阶段，未推荐于常规的临床实践中。

临床及影像学的评价也可提示缺血性脑卒中的类型（如腔隙性脑梗死），但有时不准确。对于大多数患者而言，临床医生应寻找心源性及颈动脉源性（适当的）栓子的来源。

较好的卒中治疗应由专业的卒中单元（stroke unit）制订。有充足的证据支持卒中单元治疗。对于任何年龄、性别及严重程度的卒中患者，卒中单元治疗后可明显减少病死率及病残率（大约20%），此外，不仅可能增加出院率，而且可以减少住院日。卒中单元的关键组成部分为专业医生、一个多学科的团队，同时地理位置上较方便快速到达。

10.2.2　即刻治疗

10.2.2.1　溶栓

对于严格选定的患者，静脉内应用阿替普酶（重组组织型纤维蛋白酶原激活剂）是一种有效的治疗手段。入院时间距离起病时间在4.5h内的患者，阿替普酶的应用可将出院率提高30%。相比于对照组患者，阿替普酶的主要并发症为约6%的患者出现症状性颅内出血。现有证据表明，越早治疗其预后越好，所以对于适宜患者，应尽可能早的给予治疗。

目前，发病时间大于4.5h的患者不推荐应用阿替普酶。一些临床研究正探索在发病9h后应用不同溶栓药物的有效性及安全性，其中一些研究应用了高级的头颅影像学技术。

溶栓患者的选择标准见表10-2。近期发生的短暂性脑缺血发作并非静脉用阿替普酶的禁忌证。

静脉应用阿替普酶溶栓应由专业医生操作，并且在24h内

表 10-2　卒中患者溶栓的筛选标准

适应证

- 急性缺血性脑卒中发病 4.5h 内
- NIHSS 评分或临床提示明显的神经功能缺损①
- 头 CT 未提示出血或非血管性卒中
- 年龄大于 18 岁

绝对禁忌证

如存在以下任何一项,禁用阿替普酶:

- 无法确定卒中发生时间(如醒后卒中)
- 昏迷患者,或存在眼球固定或完全性偏瘫的严重血管闭塞者
- 轻微神经功能缺损且快速恢复者
- 癫痫发作,或在卒中发生时出现癫痫者
- 高血压:复测后收缩压大于 185mmHg 或舒张压大于 110mmHg
- 临床表现提示蛛网膜下腔出血,即使 CT 正常
- 假性脓毒性栓子
- 48h 内应用过肝素并且 APTT 延长或存在遗传性或获得性出血风险
(如 PT 或 APTT 大于正常值)
- INR 值>1.5
- 血小板计数<100×10^9/L
- 血糖<2.8mmol/L 或>22mmol/L

相对禁忌证

存在以下任何一项,应用阿替普酶应谨慎,应认真考虑潜在风险及可能的获益:

- 严重神经功能缺损,NIHSS 评分大于 22 分
- 年龄大于 80 岁
- CT 提示大脑中动脉闭塞(脑沟消失或者灰白交界区模糊的范围大于大脑中动脉分布区的三分之一)
- 近 3 个月内存在卒中或严重颅脑外伤,其治疗后出血风险大于获益
- 14 天内手术史

- 既往脑出血、蛛网膜下腔出血史,已知的颅内动静脉畸形或既往已知的颅内肿瘤,经临床医生判断其治疗后颅内出血风险大于获益

- 近期(30天内)心肌梗死病史

- 近期(30天内)实质器官活检或手术史,经临床医生判断将增加不可控制的出血风险(如局部压力高所致)

- 近期(30天内)伴内脏损伤的外伤史及溃疡性结肠炎

- 30天内的消化道溃疡或泌尿系出血史,或任何活动性或近期出血史,在临床医生判断下认为可能增加不可控制的出血风险

- 7天内在不可加压止血位置的动脉穿刺史

- 伴随严重的、进展性的或者疾病终末期或任何情况下,经临床医生判断,将增加治疗风险的状态

① 国立卫生研究院卒中量表(NIHSS)详见 www. strokecenter. org/trials/scales/nihss. html。

改编经国家卒中基金会的许可。Clinical guidelines for stroke management 2010. Melbourne:National Stroke Foundation,2010(www. strokefoundation. com. au/news/welcome/clinical-guidelines-for-acute-stroke-management)。

注:APTT=激活部分凝血酶原时间;INR=国际标准化比值;PT=凝血酶原时间。

进行血压及神经系统状态的监测。如果血压高于 185/110mmHg 应进行降压治疗,血压控制的目标值为 185/110mmHg 以下。

静脉溶栓治疗方案为:

阿替普酶剂量为 0.9mg/kg,最大剂量为 90mg,开始时予 10% 阿替普酶静脉推注,剩余阿替普酶在 1h 内静滴完。24h 内禁用阿司匹林。

应用动脉内溶栓治疗或机械取栓的神经介入治疗方法,目前在高度专业卒中中心可能实现。动脉内治疗主要应用于大脑中动脉、颈动脉末端及基底动脉闭塞患者,这些部位对

第10章 卒中及短暂性脑缺血发作:管理

于静脉内溶栓治疗效果欠佳。现有数据表明，缺血性脑卒中动脉内溶栓治疗时间窗为发病后 6h，而尚无充分的数据提示机械取栓治疗的时间窗。

10.2.2.2　抗血小板治疗

在急性缺血性脑卒中发病后 48h 之内服用阿司匹林可以获益，而且应该常规服用，不应在头颅影像学除外颅内出血后才服用。如果患者已应用阿替普酶溶栓治疗，应在 24h 后复查影像学除外出血后开始应用阿司匹林。

用法用量：

首剂 150～300mg 阿司匹林口服或经鼻饲管鼻饲或直肠给药（需要进行 CT 检查，以除外脑出血），此后每日剂量为 75～100mg❶。

首剂 300mg 的阿司匹林，是为了在 30min 之内快速达到最大有效浓度。

目前尚无有效数据表明，在急性缺血性脑卒中患者中应用其他抗血小板药物。

10.2.2.3　神经外科治疗

大部分卒中患者年龄大于 75 岁。有少数年轻患者患有大面积脑梗死（典型为颈动脉末端或大脑中动脉完全闭塞所致），而脑水肿导致其死亡率超过 80％。对于此类患者，神经外科偏侧颅骨切除术可降低颅内压并且提高脑组织灌注。虽然随机对照研究显示此手段可降低 50％ 的死亡率，但是幸存者会遗留不同程度的残疾。去骨瓣减压术应在卒中后 48h 之内考虑选择，患者年龄范围为 18～60 岁。应由专业的卒中单元中有经验的神经内科及神经外科医生共同

---

❶ 从某些医院可获得阿司匹林栓剂。

决定。

同样的，大面积脑梗死后周围组织水肿与超过 80% 的死亡率相关。侧脑室引流以减轻脑积水，以及后颅窝减压术都是大面积脑梗死的治疗方法之一。虽然目前尚无上述两种治疗方法的随机对照研究，但是病例对照研究显示神经外科手术可将死亡率降至 30% 以下，并且幸存者的残疾程度降低。

10.2.2.4 一般治疗

在给患者口服药之前应进行吞咽功能的评价。通常咽反射不是评价吞咽功能的有效手段。在语言病理学家进行综合评价前吞咽困难患者应避免经口进食。吞咽功能通常可以很快恢复，最初几天液体和药物可经非肠道摄入。是否选择应用鼻饲管应在仔细评估风险及获益后做出决定，且应考虑生存预后及是否对于恢复有意义。

急性缺血性脑卒中患者血压往往会升高，在大多数情况下是自然发生的。除外恶性高血压、高血压脑病及应用阿替普酶溶栓的患者，通常情况下在卒中急性期（发病后 48h 内）应避免给患者降压。对于严重血压升高患者（收缩压大于 220mmHg，舒张压大于 110mmHg），推荐谨慎应用抗高血压药（最好选用口服抗高血压药），目标血压值为 180/95mmHg。更多急性缺血性脑卒中患者降压相关信息，详见第 203 页。

血氧饱和度低患者可予吸氧，但不推荐所有患者均予吸氧。发热患者应予对乙酰氨基酚降温。

高血糖与卒中后预后差相关，此外，应避免静脉应用含糖液体。约 20% 的住院卒中患者患有糖尿病而不自知。应监测血糖水平并维持血糖稳定，但尚不推荐严格并激进的血糖管理。

关于常规预防深静脉血栓的研究已广泛开展。早期运动、充足的入量和抗血小板治疗可以帮助所有缺血性脑卒中患者预防深静脉血栓。对于因缺血性脑卒中而不能活动的患者，应该给予低分子肝素或达那肝素预防深静脉血栓，具体药物使用剂量见《治疗指南：心血管病分册》。不推荐使用弹力袜。

10.2.2.5 尚无证据的治疗方法

在缺血性脑卒中急性期应避免应用华法林、足量的肝素或低分子肝素及达那肝素抗凝。研究发现其在减少卒中复发的同时使出血率增加。

尚无证据支持在急性缺血性脑卒中患者中应用神经保护药物、低温治疗、应用甘油果糖或甘露醇抗水肿治疗，或高压氧疗法；皮质类固醇治疗有害。循证医学研究显示针灸和中医中药并不能改善卒中预后。

10.2.3 卒中复发的预防

急性缺血性脑卒中的管理应具体到病因的筛查，同时进行个体化的二级预防。卒中的年复发率约为 4％，但是不同亚组可能会稍高（如心房颤动患者）。应从住院患者开始着手二级预防。

值得注意的是，卒中后患者存在较高的心血管病风险（尤其是缺血性心脏病），因此，应严密监测其心肌缺血的症状（详见《治疗指南：心血管病分册》）。

10.2.3.1 抗血小板治疗

阿司匹林可减少约 13％ 再发卒中风险，同时减少约 20％ 的全部血管病事件。当日剂量低于 30mg 时，各剂量阿司匹林疗效没有明显差别。低剂量伴随更低的出血并发症风险。不论男女均可获益于阿司匹林。

几项研究及荟萃分析提示**联合应用双嘧达莫及阿司匹林**的疗效较单独应用阿司匹林稍好。双嘧达莫加阿司匹林通常应用于具有中重度卒中复发风险的患者，对于使用阿司匹林但仍复发的患者，虽然会出现较多不良反应，仍然建议其使用联合治疗。头痛是最常见的不良反应，减小初始用药剂量能有效解决头痛问题。一种推荐的疗法是继续应用阿司匹林，同时于第 1 周夜间开始阿司匹林和双嘧达莫联合用药，然后停用阿司匹林，并将阿司匹林＋双嘧达莫增至每日 2 次。

对于首次应用抗血小板药物治疗，单独应用阿司匹林或联合应用阿司匹林＋双嘧达莫均可。

1 阿司匹林，75~100mg/d，口服；

或

1 双嘧达莫缓释型 200mg＋阿司匹林 25mg 口服，每日 2 次❶。

对于不能耐受阿司匹林及氯吡格雷的患者，可单独应用双嘧达莫，其疗效与阿司匹林相似。

对于预防严重的高风险血管病（如卒中、心肌梗死、致死性血管病），**氯吡格雷**较阿司匹林疗效好。然而，因为氯吡格雷绝对风险降低率较低，且其药物价格较高，因此主要用于二线治疗，如无法耐受阿司匹林的患者或者应用阿司匹林的同时仍出现缺血性脑血管事件复发者（"阿司匹林失败者"）。对于此类患者，应用：

氯吡格雷 75mg/d，口服。

几项随机对照研究采用**氯吡格雷联合阿司匹林**方案，但其严重的出血风险抵消了其减少缺血事件的获益，所以不推荐将其用于卒中的预防。但如果患者存在明确的心脏方面的

---

❶ 双嘧达莫阿司匹林合剂已可获取。

适应证，可谨慎应用。

（1）抗血小板治疗及手术

如果考虑手术治疗，应个体化分析继续应用或停用阿司匹林的风险及获益。较多的外科医生建议择期手术前 7～10 天停用抗血小板药物，尤其是停用氯吡格雷（即使研究并未提示单独应用氯吡格雷增加出血并发症）。

10.2.3.2　华法林

心房颤动患者卒中的年复发率约为 15％。对于**心房颤动**患者的缺血性脑卒中二级预防，有充分的证据显示抗凝比抗血小板治疗更有效，其年复发率可减少 66％。

对于**心房颤动**患者，可应用：

华法林 5mg/d，口服，连续服用 2 天后根据 INR 值调整每日剂量，使 INR 值维持在 2～3。

对于**不伴心房颤动**或其他来源明确的心源性栓塞（如附壁血栓）的患者来讲华法林相比抗血小板治疗并无优势。

严格控制国际标准化比值（INR）的情况下，每年颅内出血的风险为 0.5％，颅外出血的风险为 2.5％。

通常，老年患者应用华法林的安全性会引起较多关注。年龄大于 80 岁患者较年龄小者具有更高的出血风险，尤其是在使用的第 1 年。然而，老年人高卒中风险可与高出血风险抗衡。总之建议使用抗凝治疗，但对于严重痴呆或跌倒风险高的患者（如每天都跌倒），临床医师必须特别谨慎。

卒中后何时是应用华法林最好的时机目前尚不明确。指南推荐在急性卒中后延迟治疗 1 周或 2 周，期间应用抗血小板制剂。对于应用华法林期间仍出现缺血性脑卒中患者来讲，推荐请相关专业医生会诊后决定。

澳大利亚血栓形成及止血协会（Australasian Society of Thrombosis and Haemostasis）已发布关于进行微创手术期间停用华法林或口服抗凝药的使用指南[1]。对于低出血风险的手术（如简单的牙科手术、肠镜检查），可能不需要停用华法林（详见《治疗指南：口腔疾病分册》及《治疗指南：胃肠病分册》）。

对于合并心房颤动但无法应用华法林的患者，在降低卒中率方面，联合应用阿司匹林及氯吡格雷优于单用阿司匹林者，但出现出血并发症风险更高。

一项大型的随机对照研究显示[2]，凝血酶直接抑制剂达比加群在预防合并心房颤动的患者缺血性脑卒中复发事件方面，与华法林效果相当。

更多华法林相关信息，见《治疗指南：心血管病分册》。

10.2.3.3 降压治疗

无论是首发还是复发性卒中，高血压都是一项可控性的危险因素。对于卒中的二级预防，一项荟萃分析已经证明降压治疗的重要性，该荟萃分析统计了 10 项关于降压治疗的随机对照研究，不论是复发性卒中还是心血管事件，年发病

---

❶ Baker RI, Coughlin PB, Gallus AS, Harper PL, Salem HH, Wood EM. Warfarin reversal: consensus guidelines, on behalf of the Australasian Society of Thrombosis and Haemostasis. Med J Aust, 2004, 181 (9): 492-497.

❷ Connolly SJ, Ezekowitz MD, Yusuf S, Eikelboom J, Oldgren J, Parekh A, et al. Dabigatran versus warfarin in patients with atrial fibrillation. N Engl J Med, 2009, 361 (12): 1139-1151.

Diener HC, Connolly SJ, Ezekowitz MD, Wallentin L, Reilly PA, Yang S, et al. Dabigatran compared with warfarin in patients with atrial fibrillation and previous transient ischaemic attack or stroke: a subgroup analysis of the RE-LY trial. Lancet Neurol, 2010, 9 (12): 1157-1163.

率均可减少 30％左右。通常降压是适度的，且很多患者的初始血压在正常范围内，他们均可获益。原始数据显示，不论是单独应用血管紧张素转换酶抑制药，还是联合一种利尿药，几乎所有降压治疗均有效。

降压治疗（目标血压值为收缩压在 120～130mmHg）应在卒中急性期或 TIA 后开始进行。剂量信息详见《治疗指南：心血管病分册》。

10.2.3.4 降脂治疗

研究一致表明应用 HMG-CoA 抑制剂降脂治疗可以降低远期卒中发生风险。总体来说，他汀类可降低 12％的卒中发生风险（20％的缺血性脑卒中降低率被增加的出血性脑卒中风险所抵消）和 25％的所有血管性事件。

对于大部分的缺血性脑卒中患者而言，不论其初始胆固醇水平如何，均应考虑应用他汀类降脂治疗。对于他汀类剂量方面信息，详见《治疗指南：心血管病分册》。

10.2.3.5 颈动脉狭窄的治疗

对于超声下提示的症状性颈动脉狭窄，必要时需进行再次独立的影像学检查（如 CTA、MRA 或数字减影血管造影）。

颈动脉内膜剥脱术是轻型卒中或 TIA 后有效的二级预防措施。对于颈动脉严重狭窄（狭窄率大于 70％）、近期卒中、男性、年龄大于 75 岁的患者，其效果显著，但是对于狭窄率在 50％～69％的患者，或手术推迟在卒中 3 个月后进行的患者来讲，其疗效并不显著。手术过程的成功与否取决于外科医生的手术能力，其手术患者的围术期并发症发生率应小于 3％。

经皮穿刺血管成形术及支架置入相比于颈动脉内膜剥脱

术疗效稍差，不作常规推荐。在特殊情况下可考虑应用，通常由于技术所限而导致手术风险增加（如需先进行颈部放射治疗、手术部位在高颈动脉分叉处或存在医疗相关并发症）。

10.2.4 罕见原因所致缺血性脑卒中

大部分缺血性脑卒中是由动脉粥样硬化所致。而对于无明确传统意义上血管病危险因素的年轻患者来讲，应考虑少见原因，推荐到专业的卒中医生处就诊。约40%的年轻缺血性脑卒中患者，做了大量的检查后仍无法明确病因。

10.2.4.1 细菌性心内膜炎

对于存在感染症状（如发热、盗汗）及伴有心脏杂音（虽然也可不伴随）的卒中患者，应考虑感染性心内膜炎。更多相关治疗详见《治疗指南：抗生素分册》。

10.2.4.2 静脉窦血栓形成

颅内静脉窦血栓形成患者具有一些临床特点。急性起病者，可表现为卒中样起病，通常伴癫痫发作，且CT上显示出血性脑梗死。其诊断依赖于CTV或MRV。

颅内静脉窦血栓形成的患者卒中急性期应使用肝素抗凝，即使表现为颅内出血者，此后应用华法林6个月。如为潜在高凝状态者，华法林应用时间应该更长。推荐由专业的卒中医生管理此类患者。

10.2.4.3 颈动脉夹层或椎基底动脉夹层

颈动脉夹层或椎基底动脉夹层可以为自发事件，也可以在颈部外伤后发生（即使是微小的损伤）。其通常表现为颈部疼痛、头痛、霍纳综合征或血栓栓塞所致缺血性脑卒中。确诊需要神经影像学支持。部分专家推荐应用抗血小板治疗，但同时也有专家推荐抗凝3～6个月。目前缺乏相关对照研究。复发事件也较为罕见。

10.2.4.4　卵圆孔未闭

年轻的卒中患者通常伴卵圆孔未闭，但其治疗目前尚存在争议。应广泛寻求专家意见。

10.2.5　儿童缺血性脑卒中

儿童卒中相对较少，与成人不同，病因不考虑动脉粥样硬化。然而，局限性血管炎、其他颅内血管病、先天性心脏病、动脉夹层及代谢性疾病为常见病因。

由于颈动脉分布的影响，儿童卒中最常见的临床表现为轻偏瘫。

椎-基底动脉系统卒中较少见，一旦发生，通常提示寻找椎-基底动脉夹层。儿童卒中后神经功能缺损症状较轻微。

当出现症状后应紧急完成头 MRI 或头 CT 检查。对于以意识水平下降为起病形式的患者或病情持续恶化的患儿应立即行头颅影像学检查。

所有的缺血性脑卒中患儿均应在 48h 之内完成颈部及近端颅内血管系统的影像学检查，同时完成经皮穿刺血管内造影。

所有缺血性脑卒中的患儿均应进行易栓症筛查，如蛋白 C 及蛋白 S 缺陷、激活蛋白 C 抵抗、脂蛋白 a 增加、莱顿 V 因子、血栓形成基因突变、抗凝血酶Ⅲ及抗心磷脂抗体。同时应检测血清同型半胱氨酸及尿中同型半胱氨酸水平，此外，应除外镰状细胞性贫血。为排除线粒体疾病应检测血清乳酸水平。

对于急性动脉性缺血性脑卒中，应在发病后 48h 之内、影像学检查完成后开始应用阿司匹林。用法：

阿司匹林 2～5mg/kg，口服，最大剂量为每日 300mg。

某些中心以肝素或低分子肝素抗凝代替阿司匹林。目前对于儿童抗栓治疗的潜在利弊尚未被完全评估，其应用只能作为研究的一部分来看待。

尽管阿司匹林应用于成人的缺血性脑卒中的二级预防已得到支持，但其获益并不适用于儿童。即使如此，阿司匹林仍被广泛应用于儿童缺血性脑卒中。对于卒中的二级预防，用法：

阿司匹林 1～3mg/kg 口服，最大剂量为每日 150mg。

预防心源性栓塞复发，推荐应用华法林。

美国心脏及卒中咨询中心已着手对儿童卒中的诊断、管理及康复发布指南[1]。

10.3 短暂性脑缺血发作

传统定义中，短暂性脑缺血发作（TIA）被认为是血管原因所致迅速进展的急性局灶性神经功能缺损症状及体征，并持续小于 24h。但多数 TIA 发作时间很短暂，超过90%的患者发作时间小于 1h。最近，对于严格的时间定义有所进展：TIA 定义为短暂发作的急性局灶性神经功能缺损症状及体征或由于视网膜缺血所致症状，不伴梗死灶。当存在脑梗死证据时，应考虑轻型卒中（如果症状轻微或消失）。

近期研究强调，TIA 的预后较预想的差。TIA 后 2 周内进展为卒中的风险约 10%，其中一半发生在 48h 内，因此

---

[1] Roach ES, Golomb MR, Adams R, Biller J, Daniels S, Deveber G, et al. Management of stroke in infants and children: a scientific statement from a Special Writing Group of the American Heart Association Stroke Council and the Council on Cardiovascular Disease in the Young. Stroke, 2008, 39 (9): 2644-2691.

对于 TIA 的患者进行快速的临床评价及检查非常重要。

实际上，临床医生可能遇到可能为 TIA、但其临床症状已消失的患者，或是临床症状仍存在的患者。不论哪种情况，均应急诊处理，因其具有极高概率发展为致残性卒中。

增加继发卒中风险的临床因素包括年龄大于 60 岁、高血压（高于 140/90mmHg）、运动或语言症状、症状持续时间长及糖尿病。此外，头颅影像学提示梗死灶、心房颤动或症状性颈动脉狭窄者具有极高风险。

TIA 的病因及其管理与急性缺血性脑卒中相似。

10.3.1 初始评估

TIA 的患者应立即送往医院并由医生快速评价，判断预后，立即治疗及早期住院进行二级预防。许多可疑 TIA 的患者最后证实不是患有 TIA，而是其他的疾病（如偏头痛、低血糖或癫痫）。

急诊头颅影像学检查是必需的。CT 可除外假性卒中，但通常对于缺血性改变的敏感性较差。MR 是影像学检查另一手段。磁共振弥散加权成像可以识别梗死灶，通常怀疑 TIA 的患者中约三分之一可见到异常。

心电图检查应立即完成，且颈动脉影像学检查应在 24h 内完成。其他的进一步检查应依据个体而言，更多信息详见"初始评估"（第 194 页）。

10.3.2 即刻治疗

所有 TIA 患者均应立即应用阿司匹林，具体细节详见"抗血小板治疗"（第 196 页）。一项小型研究表明，在 TIA 或持续时间较短的轻型卒中患者发作后即时给药的情况下，联合应用阿司匹林及氯吡格雷较单独应用阿司匹林疗效好。然而，在广泛应用双抗治疗前需要进行进一步研究。

10.3.3 长期预防

10.3.3.1 治疗原则

TIA 后不久出现复发性卒中较常见，因此快速地建立二级预防方案尤其重要。具体治疗原则详见"卒中复发的预防"（第 200～205 页）。但是，有两种情况的 TIA 尤应关注。

10.3.3.2 严重症状性颈动脉狭窄

如果患者伴有严重的症状性颈动脉狭窄，颈动脉内膜剥脱术应立即进行，该手术在 TIA 或轻型卒中发生后 2 周内实施患者获益最大，因为复发性卒中在此时最高发。

10.3.3.3 TIA 后抗凝治疗

由于心源性栓塞，如心房颤动或其他心脏源性原因所致的 TIA 或轻型卒中，何时为开始抗凝治疗的最佳时机目前尚不明确。如果患者无抗凝禁忌证同时 CT 未提示大面积脑梗死，那么可以在 TIA 或轻型卒中后立即开始华法林抗凝治疗，同时应在 INR 值调整好之前应用阿司匹林治疗。如果患者为复发性栓塞或栓塞复发的风险较高，在 INR 调整到目标值之前可立即静脉内应用肝素联合华法林治疗。

10.4 脑出血

10.4.1 初始评估

没有可靠的临床特点可用于鉴别脑出血（intracerebral haemorrhage）及脑梗死。在诊断脑出血时，需要头颅影像学检查——CT 或 MRI。影像学检查应立即进行。一旦确诊，脑出血患者应在专业卒中单元进行治疗。

10.4.2 即刻治疗

10.4.2.1 药物治疗

脑出血患者可能正在应用华法林，血肿扩大可能导致预后变差，应立即停用华法林并且联合凝血酶原复合物、新鲜冰冻血浆及维生素 K 治疗——寻求血液科医生的建议。

急性脑出血后立即降压治疗可能可以减少血肿扩大，此治疗方法正由一个大型临床试验验证。近期一系列指南建议，如果血压大于 180/110mmHg 应立即降压治疗，目标血压应低于 160/90mmHg。更多紧急降压治疗的信息，详见《治疗指南：心血管病分册》。

脑出血患者常卧床，因此需要预防下肢深静脉血栓形成，推荐在脑出血 48h 后开始应用低分子肝素（详见《治疗指南：心血管病分册》）。

10.4.2.2 外科手术治疗

对于脑出血患者，神经外科可能会通过半球血肿清除术、后颅窝减压或脑脊液分流进行干预（减少由于四脑室阻塞所致脑积水引起的病情再度恶化）。

神经外科进行后颅窝减压术通常可使患者获益，尤其是当血肿直径大于 3cm 时。较大的幕上血肿碎吸术疗效通常较内科治疗无差异，因其有较高的死亡率及致残率。

手术治疗通常适用于较小的、靠近表面的出血灶或者年轻患者，是否手术应由专业的卒中专家及神经外科专家共同商议，患者年龄、合并症及先进的治疗方法都应列入考虑范畴。

10.4.3 预防复发

脑出血复发的最主要危险因素为高血压。所有脑出血患者后续治疗应遵循严格的血压管理，目标血压值为收缩压在120mmHg及以下。更多血压管理的信息，详见《治疗指南：心血管病分册》。

出血性脑卒中患者的抗血小板及抗凝治疗是相当有争议的，且目前尚缺少临床试验证据支持。在脑出血后不推荐应用华法林。对于具有高缺血性脑卒中风险的患者（如曾有缺血性脑卒中病史及心房颤动患者），推荐其在脑出血后6周再开始应用阿司匹林。建议咨询相关专家。

10.5 蛛网膜下腔出血

10.5.1 初始评估

蛛网膜下腔出血（subarachnoid haemorrhage）患者都具有独特的临床特点。约75%的患者以突发剧烈头痛起病，其余25%的患者存在意识丧失。部分患者存在类似于卒中样的局灶性神经功能缺损症状，通常伴头痛及意识改变。许多患者在到达医院前便死亡。

约20%的蛛网膜下腔出血患者在病前几周内曾出现过突发轻度头痛，称为前哨出血，这被认为是大量蛛网膜下腔出血前的少量出血，并提示应进行进一步检查。患者临床上状态尚好时的准确诊断为动脉瘤的治疗提供了可能。

怀疑蛛网膜下腔出血的患者需要紧急住院进行评估，诊断有赖于CT显示蛛网膜下腔出血的血液信号。然而，即使头CT正常也不能完全排除蛛网膜下腔出血，此时需要进行腰穿。

10.5.2 即刻治疗

蛛网膜下腔出血的患者通常由神经外科医生管理，同时与介入科医生及神经内科医生密切协作。蛛网膜下腔出血通常由颅内动脉瘤破裂所致，动脉瘤可进行神经外科手术治疗（动脉瘤夹闭术）或介入治疗（动脉瘤栓塞术）。如果动脉瘤适合栓塞术，临床研究证据推荐首选栓塞治疗。应尽可能快地处理动脉瘤，以减少再出血风险。

对于首次蛛网膜下腔出血后幸存的患者而言，迟发性脑缺血（血管痉挛所致）及再出血是致死及致残的主要原因。血管痉挛的特点为意识的改变及新发的局灶性神经功能缺损症状及体征，通常出血后至少72h后出现。血管痉挛的管理包括补液及降压治疗（目的是增加脑组织灌注及血流），以及使用尼莫地平。尼莫地平通常口服（每4h口服60mg，共21天），但如果患者无法吞咽可静脉给药（通常每小时2mg）。目前尚无有力证据支持该治疗方法，同时不同的神经外科中心其应用方法不同。不良反应（如低血压、心动过缓、肝酶升高）通常与静脉内用药相关。动脉内治疗（如维拉帕米、尼莫地平、球囊血管成形术）也可能与血管痉挛相关。

10.6　卒中后恢复

10.6.1　康复

卒中后康复训练具有重要意义，需尽早进行（即在急性卒中单元住院期间）且持续一段时间，其长短取决于卒中的严重程度、患者及家属的预期目标。康复团队是急性卒中单元的必要组成部分。

越来越多治疗方案的对比研究证明，卒中后康复训练至关重要。并且目前已发展许多康复训练模型。以家庭为单位的卒中康复训练已显示出具有同普通住院患者及医院依赖型出院患者同等的疗效，然而，不同家属的压力可能为一项潜在的不利条件。

10.6.2　精神障碍及抑郁

精神问题在卒中患者中非常常见，且在回家前通常不明显。情绪低落及抑郁较常见，通常 $25\% \sim 40\%$ 的患者在卒中后会出现。既往曾患抑郁、与社会脱节及严重卒中患者（尤其是语言功能受损者）出现精神心理问题的风险更高。心理问题的治疗有助于卒中后功能的恢复。更多抑郁的治疗信息，详见《治疗指南：精神病分册》。

焦虑也较常见，尤其是在恢复期。患者及家属可能并未意识到康复可能需要很长时间，但他们或许同时也对复发甚至死亡持过度悲观的看法。与患者及其家属多沟通可能会对其有帮助。

约 15% 的患者在卒中后会出现情绪不稳，一般包括哭泣，或者较少见的控制不住的发笑，或者与他人交流、内心悲伤或高兴的情绪超出正常界限。情绪不稳通常持续几周，但如果长期存在，应考虑进行治疗。最初可应用小剂量抗抑郁药阿米替林（每晚 25mg），但不同于抑郁症，通常可在几天内好转。如果无效或不能耐受，可应用其他抗抑郁药（详见《治疗指南：精神病分册》）。

通常卒中后疲劳感常见，与卒中严重性表面上并无相关性，即使在患者体格检查完全恢复后仍可能存在，目前尚无有效治疗。患者应消除对疲劳的疑虑，因其为康复过程的一部分，通常数月后可消失。

10.6.3　卒中或短暂性脑缺血发作后驾驶问题

所有患者在卒中或 TIA 后的一段时间通常不适合开车，而其时间长短取决于神经功能缺损症状及体征持续时间。判断卒中或 TIA 后患者是否适合开车，取决于患者是否仍存在不适，以及通过二级预防后其复发风险很小。尤其应关注感觉减退或感觉忽略、视觉缺损或视觉忽视及偏盲。存在严重神经神经功能缺损、认知或感知功能减退（尤其注意力下降）的患者应在专业临床医生监督下进行驾驶能力评估。持续性偏盲患者应由眼科医生进行评估。建议临床医生查阅相关指南❶。

---

❶ 适合驾驶国家标准可以从网站 www. austroads. com. au/aftd 获得。

第 11 章
前庭功能紊乱

11.1 眩晕

眩晕（vertigo）是一种运动错觉，通常表现为旋转感，尽管本质上可能是线性的（如下落或倾斜的感觉），常常伴自主神经症状，如恶心、干呕、呕吐、面色苍白或出汗。通常患者主诉为头晕，但其较宽泛，可能为眩晕、平衡失调或先兆晕厥（详见"术语表"，第 251 页），同时也可能为许多药物的不良反应所致。

眩晕通常由内耳平衡器官病变所致，病因可能为功能减退（如前庭神经元炎）或功能亢进（如良性阵发性位置性眩晕），同时可能由于中枢神经系统功能紊乱，影响了脑干、小脑或大脑皮质（如偏头痛）内前庭神经传导通路，而听神经瘤及急性中耳炎很少引起眩晕。

推荐根据持续时间、周期性、相关特征及自发性或运动相关性眩晕诊断为症候群。自发性眩晕（如前庭神经元炎）的患者症状通常随着头部运动加重，但休息时症状仍存在。

急性单侧前庭功能丧失（如前庭神经元炎）引起的眩晕通常为自限性，并且随着中枢前庭代偿（详见术语表，第 252 页），即使周围前庭功能并未恢复，症状也会在数小时至数天内好转。

当除外偏头痛后，中枢性原因所致眩晕通常较少见。然而，如表现为其他神经系统症状或者中枢性特征，可能为潜在的严重疾病（如多发性硬化、椎基底动脉缺血、肿瘤）所致眩晕。类似的，其他"周围性"特征提示内耳病变。鉴别中枢性眩晕及周围性眩晕的临床特点详见表11-1。

表 11-1　中枢性眩晕及周围性眩晕的临床特点

中枢性眩晕特点	周围性眩晕特点
• 步态性共济失调 • 视野缺损 • 复视 • 偏身感觉障碍 • 肢体无力及共济失调 • 言语不清（构音障碍） • 吞咽困难	• 听力丧失 • 耳鸣 • 耳闷

11.1.1　急性眩晕

11.1.1.1　前庭神经元炎

前庭神经元炎（vestibular neuritis）是严重自发性眩晕的常见原因，已有研究显示许多患者是由于 1 型单纯疱疹病毒感染所致，诊断有赖于急性或亚急性起病的持续性旋转性眩晕、恶心及姿势不稳，伴混合性单向水平眼震或扭转眼震（详见术语表，第 252 页），无其他神经功能缺损症状及体征。病情是否缓解取决于前庭功能检查结果，但一般为不完全缓解。

用皮质类固醇治疗前庭神经元炎可加快临床康复，但对长期结果的影响还不清楚。用药：

泼尼松（龙）1mg/kg（最大剂量为 100mg），每日晨起口服，共 5 天，逐渐减量至停药（至少 15 天）。

抗病毒药并无获益。

11.1.1.2　急性眩晕的对症治疗

对于前庭神经元炎和其他前庭疾病（如梅尼埃病或前庭性偏头痛）导致的急性眩晕的对症治疗用药：

丙氯拉嗪，首剂 12.5mg 肌内注射，此后如果需要，可每 6h 单剂量 5～10mg 口服。

以下方案二选一：

1 丙氯拉嗪 5～10mg 口服，每日 3～4 次，或丙氯拉嗪 25mg 直肠用药，可每日 2 次；

或

1 异丙嗪 25～50mg 口服，每 8～12h 1 次，共 48h（最大剂量每日 100mg）；或异丙嗪 10～25mg 肌内注射或缓慢静滴，此后如果需要，可每 8～12h 10～25mg 口服或肌内注射或缓慢静滴，共 48h；

或

2 地西泮 5～10mg 口服，每日 3 次。

对于慢性头晕或眩晕的长期对症治疗，因存在迟发性运动障碍、药物相关性帕金森样状及依赖性的风险，故不推荐应用。更多迟发性运动障碍的信息，详见第

> 眩晕的长期对症治疗不推荐应用。

130 页。更多药物相关性帕金森样症状的信息，详见《治疗指南：精神病分册》。

11.1.2 周期性眩晕

周期性自发性眩晕常见病因是梅尼埃病及前庭性偏头痛，其他病因，如后循环缺血较少见。治疗目的主要是减少发作次数及减轻眩晕程度，虽然可能经常需要对眩晕进行急性期对症治疗（详见急性眩晕的对症治疗，第 216 页），但一旦急性眩晕发作停止，治疗应立即停止。

对于周期性眩晕预防复发的治疗，应尽可能明确病因后再确定。预防复发治疗可以是针对引起眩晕病因（如偏头痛或梅尼埃病）的特异性治疗，也可以是抑制症状的非特异性治疗。通常，特异性治疗较经验性治疗如丙氯拉嗪或地西泮

更有效，此外，如长期经验治疗出现药物依赖及其他不良反应的风险增大。

11.1.2.1 梅尼埃病

梅尼埃病（Ménière's disease）是由于内淋巴腔扩张（如内淋巴积液）所致内耳环境异常导致的眩晕，伴耳鸣、耳闷及进行性或波动性听力丧失。虽然有很多理论假设，如内淋巴引流异常或免疫功能失调，但目前病因尚不明确。此外，耳硬化症、创伤及长期感觉性体力丧失所致的内淋巴积液也被认同。

梅尼埃病所致症状通常较难治疗，治疗目标主要是通过减少钠的水平以降低内淋巴压力，以及内淋巴补水。眩晕可能可以被控制，但是伴随的耳鸣及听力丧失通常对治疗无反应。

对于梅尼埃病药物治疗的疗效目前尚缺乏明确统计数据，通常建议患者限制钠盐摄入，每日摄入小于3g及避免咖啡因摄入。通常推荐应用噻嗪类利尿药预防复发。用药：

氢氯噻嗪每日 25mg，口服。

此外，可联合应用噻嗪类利尿药及保钾利尿药（如阿米洛利、氨苯蝶啶），但应用噻嗪类利尿药时，应检测电解质水平，低钾血症时可能需要补钾治疗。

倍他司汀是一种血管扩张药，因其可能增加内耳血供而作为基础药物应用，即使这可能不是其治疗梅尼埃病唯一的作用机制，该药对于某些患者来说可能是一种有效的预防措施。用药：

倍他司汀 8～16mg，口服，每日 2～3 次。

在药物治疗失败时，或可考虑手术治疗，如内淋巴囊或前庭神经部分减压术。鼓室内注射庆大霉素也可能控制眩晕，尤其当患者受累一侧听力几乎完全丧失时。这些操作导致听力丧失风险较小。有时尿素可用于急性期治疗，但尿素获取通常很困难。

梅尼埃病支持组织可为患者提供帮助（详见附录2）。

11.1.2.2 前庭性偏头痛

眩晕常伴偏头痛，大约25%的非选择性偏头痛患者伴发有眩晕。眩晕可在头痛前或头痛时出现，也可能在头痛间期出现。在某些患者中，头痛可能不明显，而以其他不常见表现形式如位置性眩晕及情绪相关性慢性波动性眩晕为主要特点。除了恐声外，其他听觉症状不常见。

预防偏头痛药物通常对于前庭性偏头痛有效（详见第91页），此外，对于不明原因的反复性眩晕，尤其不伴提示梅尼埃病等所致眩晕的听觉症状时，可以考虑经验性应用治疗偏头痛药物。

眩晕的对症治疗通常有效（详见急性眩晕的对症治疗，第216页）。急性偏头痛治疗方法如曲坦类在某些前庭性眩晕患者中可能有效。

11.1.3　运动诱导性眩晕

单纯运动诱导性眩晕通常与失代偿性周围前庭性损害或良性阵发性位置性眩晕相关，通常物理治疗有效（详见表11-2）。

11.1.3.1　失代偿性周围性前庭性眩晕

自发性症状消失后，持久性的一过性头晕或眩晕（由头部或身体活动引起）及平衡障碍可在急性单侧前庭功能障碍（如前庭神经元炎）的恢复期出现。这些症状反映了中枢对

表 11-2　运动诱导性眩晕的物理治疗

治疗方案	治疗地点
Cawthorne-Cooksey 动作 （第 221 页）	失代偿性周围性前庭病变的家庭治疗
Semont 动作（第 223 页）	院内 BPPV 的治疗
Epley 动作（第 224 页）	院内 BPPV 的治疗[①]
Brandt-Daroff 动作（第 225 页）	BPPV 的家庭治疗

① 对于某些患者可以作为家庭内治疗方法。如何自行进行 Epley 动作的说明详见网站：www. charite. de/ch/neuro/klinik/patienten/krankheiten/schwindel _ vertigo/vertigo. html.

注：BPPV＝良性阵发性位置性眩晕。

于周期性前庭功能减退的失代偿。物理治疗如修订的 **Caw-thorne-Cooksey 动作**（框 11-1）是专为康复治疗过程中症状复发而设计的。定制化的前庭康复项目（详见术语表，第 252 页）是治疗的延续，较一般运动更有效。前庭功能抑制性药物在这些情况下应避免应用，因其并不加速恢复进程，甚至可能阻碍代偿过程。

11.1.3.2　良性阵发性位置性眩晕

良性阵发性位置性眩晕（benign paroxysmal positional vertigo，BPPV）是由于在囊状矩阵中的漂浮的晶体（耳石）移位到后半规管所致。这些耳石导致感觉器官（嵴帽）在头部运动时出现过度的偏移。通常在无明显突如其来的打击中出现，但可以是轻微头部外伤或其他原因所致迷路损伤（如前庭神经元炎、梅尼埃病）后的并发症。当头部运动，如躺下或在床上翻身时出现眩晕时，应考虑此诊断。其诊断主要通过执行 Hallpike 定位动作及记录位置性眼震证实。

Hallpike 动作是受试者坐在检查床上，而头部稍过伸位并向左或向右旋转45°，然后患者平卧，头伸出沙发或枕头边缘朝下大约30°［详见图 11-2 Epley 动作中图（a）、图（b）］。必

框 11-1 Cawthorne-Cooksey 动作 (给患者的说明)

双耳的平衡器官具有协同作用,向大脑输送相同的信号,这对于维持头部及身体的平衡是必需的。一侧平衡中枢病变后会导致眩晕或头晕,同时伴有不稳、恶心、呕吐。虽然这种情况会让人很恐惧,但通常不严重且不危及生命。

训练的目的是使大脑对于两侧不平衡建立耐受机制。但过多的重复反而对于失衡及头晕的改善无益。

每次训练持续时间至少 5min,在症状恢复前每日进行 3 次,最长可能持续3 个月。

不应即刻进行所有训练,而是从训练单的第一项开始,每次进行一组训练。应将精力放在引起头晕的训练上,当进行某项训练无头晕感时,应进行下一组训练。

在进行这些训练期间,某些药物可能对于恶心症状有所缓解,但应避免长期应用这些药物。

早期的恢复锻炼和体育活动也是治疗的一个重要部分。

坐位

1. 眼球运动——起初缓慢进行,之后快速进行:
    —上下运动;
    —从一侧向另一侧运动;
    —手臂伸直,注视手指,将手缓慢移动到面颊处,直到远处事物变模糊。
2. 头部运动——起初缓慢进行,之后快速进行(最后闭上眼睛):
    —向前低头后向后仰;
    —从一侧向另一侧运动。
3. 向前弯身,然后从地上捡东西。

站位

1. 站立时完成上述 1～3。
2. 随着睁眼及闭眼,从坐位变成站立。
3. 从一只手向另一只手传递小球(超过视平线)。
4. 从坐位改为站立,完成一个循环。

运动

1. 以另一个人为中心进行绕圈,与其互相传球。
2. 在房间内来回走动,期间睁眼及闭眼交替进行。
3. 上坡及下坡,期间睁眼及闭眼交替进行。
4. 上楼及下楼,期间睁眼及闭眼交替进行。
5. 做任何需要身体前驱、后仰及注视的游戏,如网球、保龄球或篮球。

须告诉患者张开眼睛以使典型的混合性旋转眼震可以被观察到。通常眼震在几秒后开始出现，持续最多30s，坐起后可能出现相反方向眼震。如果头向一侧运动时测试结果阴性，可将头部向相反方向运动后再次测试。诱发头位时处于较低位置的耳通常为产生症状的耳。

不常见的变异型BPPV也影响水平及前半规管（引起显著的分离性粗大水平眼震），对于此类变异型患者，推荐应用其他的治疗方案。中央位置性眼震，如由于小脑病变所致的单纯粗大眼震，在Hallpike检查中可能也会被观察到。

药物对于BPPV引起的自主神经症状（如恶心、呕吐）可能有一定作用，但丝毫不缓解眩晕症状，物理治疗是耳石复位的主要治疗方法，目前认为该治疗方法的原理是将后半规管内的耳石移位到椭圆囊中。

若要在治疗室行耳室重置，可以选择 Semont 动作（图11-1）及 Epley 动作（图11-2）。这些动作均一样有效，选择哪一种取决于个人喜好。对于颈部活动受限或严重驼背患者，Semont 动作通常有效。

治疗的成功意味着处于最终头位时原始眼震的出现，而治疗失败被认为是由于耳石回落到原始位置导致头在最后位置后出现反方向眼震。如果一种方案无效，在下次就诊时可尝试其他方法。通常症状缓解需要一种或更多种治疗方案。

治疗后无需特殊说明，但应告知患者在治疗成功后的数小时内可能会出现轻微恶心、眩晕及失衡感。

20%或30%的患者会出现症状的反复。对于复发患者，应教会其如何**自己进行 Epley 动作**[1]。**Brandt-Daroff 动作**

---

[1] 如何自行进行 Epley 动作的说明详见网站：www. charite. de/ch/neuro/klinik/patienten/krankheiten/schwindel_vertigo/vertigo. html。

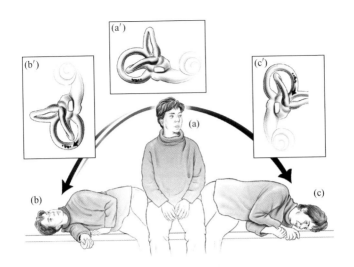

图 11-1　Semont 动作

对于右侧病变者的治疗（左侧病变患者治疗方法与此相反）

（a）患者坐在床边，同时将头向左转 45°；（b）保持此姿势，同时向右侧躺下（同时也是 Hallpike 动作的一种常见方法）并持续 1min；（c）快速向左侧躺下（维持身体及头部位置），持续 1min 之后缓慢坐起

相应的图(a′)、(b′)、(c′) 显示在头部不同位置时半规管及耳石的位置，随着头部及身体运动后，耳石最终到达椭圆囊

（图 11-3）通常可在家自行进行。对于不熟悉耳石重置动作的患者来说，临床医生可推荐其应用，因其对于残留症状有效，或可作为复发性患者的自我治疗方案。

11.1.4　精神性眩晕及头晕

头晕或眩晕可能为精神性疾病的早期躯体症状，如惊恐障碍、广场恐惧症等，此外可由于过度换气造成。然而，慢性前庭性疾病症状所致的功能退化常可导致精神性疾病并发

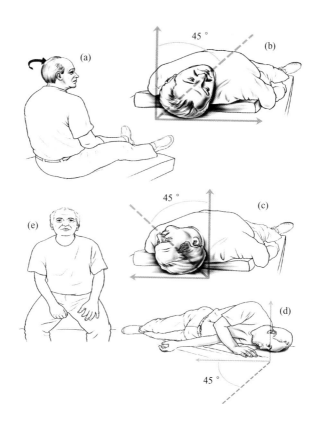

图 11-2　Epley 动作

对于右侧病变者的治疗（左侧病变患者治疗方法与此相反）

（a）患者坐在床上，同时将头向右转 45°；（b）向后平躺，使肩部位于枕头位置（像正常 Hallpike 动作一样），持续 1min；（c）将头向反方向旋转 90°，并维持 1min；（d）将头再向左转 90°，同时将身体左侧卧位，持续 1min；（e）缓慢坐起

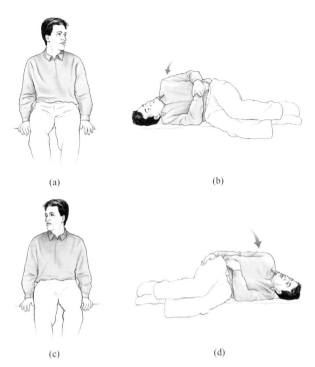

(a)　　　　　　　　　　　　(b)

(c)　　　　　　　　　　　　(d)

图 11-3　Brandt-Daroff 动作（患者说明）

　　良性阵发性位置性眩晕是由于内耳中维持身体平衡的半规管内出现晶状体所致，以下训练专为消除晶体并疏通半规管所设计

　　（a）平坐在床边，并将头稍偏向左侧（大约 45°）；（b）维持头部位置，并将身体快速向右侧躺下以使得头的后部可以放在床上休息，不论是否头晕，均维持 20～30s；（c）坐直，不论是否头晕，维持 20～30s；将头转向右侧；（d）向上述相反方向完成动作

　　继续上述动作 10min（每侧重复 5 遍以上），如果可能，每日进行 3 次

　　如果可以规律完成上述训练，大部分患者经过一段时间后症状会缓解。对于训练初期，可应用一些药物控制恶心症状，但应避免长期应用药物

症，所以当存在前庭功能问题时，治疗精神性并发症至关重要，否则可能很难康复，因此心理干预及药物治疗在前庭康复方面常常是重要组成部分。

11.2 晕动病

晕动病（motion sickness）是一种伴有眩晕的自发性症状，不同的是，晕动病是由真正的运动而非运动错觉所引起。由于前庭系统存在许多胆碱能及组胺受体，所以预防晕动病首选抗胆碱药及抗组胺药，这些药物效果较好，但同时可能出现镇静作用及使行为能力变差。东莨菪碱较抗组胺药镇静效果小，但更易引起副交感神经抑制的不良反应。多巴胺抑制药及 5-HT$_3$ 受体抑制药（如昂丹司琼）通常无效。

药物在预防晕动病较治疗方面更有效，所以最好在旅行前服用。

儿童用药：

1 茶苯海明 5.0mg＋氢溴酸东莨菪碱 0.2mg＋咖啡因复方片 20mg（2～3 岁儿童四分之一剂量；4～7 岁儿童四分之一到二分之一剂量；8～13 岁儿童二分之一到总剂量）口服，旅行前 30min 前服用。必要时 6～8h 后重复，24h 内最大剂量为上述剂量的 3 倍。2 岁以下儿童禁用；

或

1 氢溴酸东莨菪碱（2～7 岁儿童 75μg；8～12 岁儿童 150～300μg）口服，旅行前 30min 服用。必要时 6～8h 后重复，24h 内最大剂量为上述剂量的 3 倍。2 岁以下儿童禁用；

或

1 异丙嗪（2～5 岁儿童 5～6.25mg；6～10 岁儿童 10～12.5mg）口服，旅行前 1～2h 服用，必要时 6～8h 后重复，24h 内最大剂量为上述剂量的 3 倍。2 岁以下儿童禁用。

成人用药：

■ 茶苯海明 5.0mg＋氢溴酸东莨菪碱 0.2mg＋咖啡因复方片 20mg，1～2 倍剂量口服，旅行前 30min 服用。必要时 4～6h 后重复，24h 内最大剂量为上述剂量的 4 倍；

> 或

■ 氢溴酸东莨菪碱 300～600μg 口服，旅行前 30min 服用。必要时 4～6h 后重复，24h 内最大剂量为 1200μg；

> 或

■ 异丙嗪 25mg 口服，旅行前 1～2h 服用。必要时 6～8h 后重复，24h 内最大剂量为 100mg。

11.3 步态性共济失调（或失衡）

患者仅表现为步态性共济失调（gait ataxia），或与眩晕程度不匹配的共济失调时，通常为中枢神经系统病变所致，常见病变包括小脑性疾病、正常颅压性脑积水、脑血管病及周围神经病。唯一可除外的是由于氨基糖苷类药物毒性所致的双侧周围性前庭功能障碍，但该类疾病通常表现为共济失调及运动所致的振动幻觉（振动的视觉效果），而不是眩晕。

11.4 耳鸣

周围性前庭功能障碍通常伴有耳鸣（tinnitus）。听力丧失或眩晕时可出现耳鸣，且通常反映内耳毛细胞损害。对于任何潜在的病因均应进行治疗。单侧耳鸣或听力丧失应考虑潜在的听神经瘤的可能。

如果没有严重的潜在诱因，治疗应以安慰等心理疏导为主，同时应警惕及避免加重耳鸣的药物（如非甾体抗炎药、抗抑郁药等）。物理仪器可能有用，尤其是当存在严重听力丧失时应用助听器。

经验性药物治疗通常无效，一些研究显示苯二氮䓬类药物作用有限，同时因存在其药物依赖性等潜在风险应避免应用。

作为焦虑的并发症，压力管理、认知行为治疗及偶尔的药物治疗在焦虑相关治疗方面有效。

耳鸣患者，可从一些自助团体，如耳鸣及梅尼埃病支持组织，获得重要信息与安慰。关于自助团体的联系信息，详见附录 2。

附录 1
抗癫痫药治疗监测

检测血浆中抗癫痫药浓度的作用

　　一般情况下我们把对大多数患者治疗起效并不引起相关的毒性作用的血浆药物浓度范围称之为"治疗范围"。大多数抗癫痫药的疗效和毒性作用与其血药浓度之间的相关性较差。在一些患者中，癫痫发作可能是在低于"治疗范围"血浆药物浓度的情况下被完全控制，而有些患者则需要高于"治疗范围"血浆药物浓度的情况下才能被完全控制。同样的，有些患者在治疗范围甚至低于治疗范围的血浆药物浓度下都会出现剂量相关的中毒症状，而有些患者则在显著高于治疗范围的浓度下也不会中毒。

　　一般而言，抗癫痫药的血浆浓度除了下述情况，监测价值是小的：

- 考察患者的用药依从性；
- 协助诊断患者是否中毒；
- 指导苯妥英的剂量调整；
- 妊娠妇女拉莫三嗪的剂量调整。

　　如果抗癫痫药剂量发生明显改变时，应该在其达到稳态时重新监测其血药浓度。一般抗癫痫药需花费 5 个半衰期能达到新稳态。

　　由于大多数抗癫痫药在药物监测过程中存在一定的局限性，所以我们更应该根据其临床症状来决定其治疗策略，而不是仅仅以监测结 | 治疗过程中的主要监测是其临床反应而不是血药浓度是否达到"治疗范围"。

果来进行判断。

苯妥英

由于苯妥英的非线性药动学特性，它的监测和剂量调整都变得很复杂。苯妥英有 95% 是通过肝脏代谢消除，这在临床相关的血药浓度会达到饱和。因此，随着剂量增加，代谢由一级药动学逐渐变为零级药动学，因而表观消除半衰期也变长了。当在稳态血药浓度的基础上增加剂量时，在治疗范围内的苯妥英浓度下所需增加的量应该比预期的要小些。增加中等剂量的苯妥英就会导致血药浓度不可预料的大量增加。

在一般情况下，如果苯妥英的血浆浓度为 $30\mu mol/L$ 或更小（7mg/L 或更小），那么成人苯妥英的增加剂量可为100mg，但血浆浓度较高，苯妥英的增加剂量应该不超过 50mg。

在严重的低白蛋白血症（如肾脏病、营养不良、晚期慢性肝病），最好是测量游离苯妥英的浓度（参考范围 $4\sim8$ $\mu mol/L$ 或 $1\sim2mg/L$），而不是总浓度（参考范围 $40\sim80\mu mol/L$ 或 $10\sim20mg/L$）。总浓度包括游离苯妥英和与蛋白质结合的苯妥英（非活性）的浓度。由于低白蛋白血症患者中游离苯妥英比例相对较大（因为较低的蛋白结合），所以需要更多地关注苯妥英的游离浓度。

当苯妥英和丙戊酸钠联合给药时可能会发生相互作用，如苯妥英从其血浆蛋白结合位点中被移除、苯妥英的代谢被抑制。该作用可能会导致苯妥英的血浆浓度增加，进而可能导致一些患者出现药物中毒。

妊娠

一些抗癫痫药血药浓度可能在妊娠期间下降。例如拉莫三嗪，可以通过增加剂量补充因妊娠导致的血药浓度的降低。因此，建议在妊娠前或者尽可能在妊娠早期进行拉莫三嗪血浆浓度监测，以便确定拉莫三嗪血浆浓度的基线值。此后，在整个孕期内拉莫三嗪的血浆浓度应至少每2个月监测一次，并根据其基线测量血浆浓度来调整相应的使用剂量。分娩之后，产妇拉莫三嗪动力学2~3周后正常化。

苯妥英和卡马西平的血浆浓度也可在妊娠期间下降，其基线和监测可以被用来作为剂量调整的依据。但是其下降程度不如拉莫三嗪。虽然在妊娠期间左乙拉西坦血药浓度也可能会大幅下降，但目前没有大数据支持该结果。

监测特定器官毒性

血液和生化监测

抗癫痫药发生严重的血液学反应和肝脏反应是很少见的，但却是致命的。丙戊酸钠、苯妥英、卡马西平和苯巴妥可以引发肝毒性，而卡马西平可导致粒细胞缺乏。不幸的是，全血细胞计数和肝功能监测并不能预测特异质反应。特异质反应往往发生突然而且临床症状明显。治疗前的血液检验提供了一个有用的基线，但是对随后常规的血液和生化监测的价值还未达成一致。

在用有酶诱导效应的抗癫痫药治疗期间，轻度肝功能异常尤其是碱性磷酸酶和γ-谷氨酰转移酶浓度升高很常见，不需要停药。同样，轻度白细胞减少症在服用卡马西平患者中常见，并不表明其具有骨髓毒性。

低钠血症可在使用卡马西平和奥卡西平的过程中出现。年轻患者在服用过程中不会出现明显的症状，但老年患者症状表现明显。

视野监控

氨己烯酸与永久视野缺损有关，通常是无症状的，常规的对抗检测可能检测不到。一般建议开始治疗前和在治疗过程中的每 3～6 个月左右做一次视野检查。

附录 2
信息来源

下面列出了一些开处方者和患者可利用的资源信息。使用者应该知道这些网站可能无法审核他们所提供的信息真实性，而且许多疾病信息和患者支持组织是由制药企业赞助的。治疗指南有限公司不为下述网址及其链接网站信息的传播与准确性承担任何责任。

神经系统疾病

综合信息

美国神经病学会

网址：www. aan. com

脑部基金会

电话：1300886660

网址：http://brainfoundation. org. au

BrainLink 服务有限公司

电话：1800677579

网址：www. brainlink. org. au

癫痫

澳大利亚癫痫行动

电话：1300374537

网址：www. epilepsy. org. au

澳大利亚癫痫

网址：www. epilepsyaustralia. net

美国癫痫基金会

网址：www. epilepsyfoundation. org

澳大利亚癫痫协会

电话：（02）98456753

网址：www. epilepsy-society. org. au

国际抗癫痫联盟

网址：www. ilae-epilepsy. org

面部疼痛

澳大利亚三叉神经痛协会

网址：www. tnasydney. freeservers. com

头痛

澳大利亚头痛和偏头痛信息网站

网址：www. headache. com. au/hachehtm/headfrm. html

偏头痛行动协会

网址：www. migraine. org. uk/sitemap. php

全球丛集性头痛支援小组

网址：www. clusterheadaches. com

运动障碍疾病

澳大利亚帕金森病

电话：（02）62788916

网址：www. parkinsons. org. au

英国帕金森病协会

网址：www. parkinsons. org. uk

We Move

网址：www. wemove. org

多发性硬化

澳大利亚多发性硬化

网址：www. msaustralia. org. au

神经肌肉疾病

澳大利亚运动神经元疾病协会

电话：1800777175

网址：www. mndaust. asn. au

神经性疼痛

疼痛支持

网址：www. painsupport. org

卒中

国立神经疾病与卒中研究所

网址：www. ninds. nih. gov

国家卒中基金会

电话：（03）96701000 或 1800787653

网址：www. strokefoundation. com. au

卒中网络

网址：www. strokenetwork. org

澳大利亚卒中协会

网址：www. strokesociety. com. au

前庭功能紊乱

澳大利亚耳鸣协会（NSW）

电话：（02）83823331

网址：www. tinnitus. asn. au

澳大利亚梅尼埃病资源与信息中心

电话：（03）97839233

网址：www. menieres. org. au

维多利亚耳鸣协会

电话：（03）97706075

网址：www. tinnitusvic. asn. au

前庭功能紊乱协会

网址：www. vestibular. org

附录3
神经系统药物在妊娠期和哺乳期中的应用

妊娠期

一种药物能对胎儿造成不止一种的有害影响，影响的性质取决于胎儿暴露于药物的时间。

在受精后到完整植入前的2周期间，胚胎被认为能够抵抗药物的任何致畸作用。这是因为在胎盘形成之前孕妇和胚胎组织之间没有直接的联系。

致畸的关键时期是在器官的形成期。该期是从受孕后17天左右开始，到60~70天结束。在此期间（17~70天），如果暴露于某些药物之下可以引起重大的出生缺陷。

某些药物可以在妊娠中晚期干扰组织器官的功能发育（如中枢神经系统、皮肤系统、心血管系统）并造成严重的后果。

女性可能直到器官形成的早期阶段过后才意识到自己怀孕了。由于这个原因，最高危险级别的药物（澳大利亚妊娠期药物分类X类，第240页）不应对有生育潜力的妇女使用，除非其妊娠测试为阴性，并且正在使用有效的避孕方法。

但在某些情况下，一些具有生育能力的女性必须长期药物治疗，尽管她们知道使用药物的风险，在这种情况下最初开处方时，处方医生应在女性妊娠前讨论修改药物治疗需求的意愿。对于某些疾病，换成另外一类药物也许是可行的。

如果患者在服药期间妊娠，并且没有机会与处方医生进行早期讨论，则应尽快对她的药物进行审查。

下面的内容可能有助于决定是否在妊娠期间使用特定药物。

非药物治疗：这种治疗方法是否可行？可能成功吗？这种治疗方法至少在早期妊娠是合理的吗？大多数孕妇强烈支持这种类型的治疗并且依从性可能很高。

危害-利益分析：对于正在考虑的特定药物，对母亲的潜在危害和好处是什么？对胎儿的危害是什么？而不用药的危害和好处（对母亲和胎儿）是什么？

自发的先天性畸形的发病率：当必须使用药物时，考虑非药物相关的自发的先天性畸形的发病率是合适的。这往往被低估。在澳大利亚，重大先天性畸形的发生率是存活婴儿的 2%～4%，被承认的轻微异常约占新生儿 15%。

教育、记录和沟通：有关风险和收益是否已经告知妇女及其配偶并让其将相关的注意事项妥善记录？那些参与产科管理的卫生专业人员已经被告知了吗？讨论可用的检测胎儿异常的产前筛查的用处和局限性可能是适当的。夫妇双方需要对一个异常结果的后果给予一定的考虑。

在妊娠后期的例行检查包括考虑是否要在分娩期间改变药物剂量，以避免出现如呼吸抑制等新生儿的问题。

神经科药物的应用

"女性抗癫痫治疗"（第 70 页）、"偏头痛与妊娠"（第 95 页）和"多发性硬化"（第 152 页）更详细地讨论了关于妊娠期间个体化应用神经系统药物或药物组的问题。关于妊娠期间的神经科药物及分类见附表 3-1。

澳大利亚妊娠期药物分类[1]

澳大利亚关于妊娠期药物分类推荐的治疗剂量仅适用于育龄妇女。如果超出推荐的治疗剂量时，如服用过量、职业暴露和其他情况下，不能假定药物分类是有效的。

对 B1、B2、B3 类药物的研究数据是缺乏或不充分的，因此其子类是根据已有的动物数据结果而定的。**归于 B 类的药物并不意味着就比 C 类药物更安全。** D 类的药物也并不是在妊娠期间绝对禁忌。而且，在许多情况下，D 类药物是在怀疑的基础上被分配的。

A 类

该类药物已经被大量妊娠妇女和哺乳期妇女服用，通过对胎儿的观察已经证实该类药物没有增加胎儿致畸率或增加对胎儿其他直接或间接的有害影响。

B1 类

此类药物只用于有限数量的妊娠妇女和育龄妇女，没有发现对人类胎儿有致畸率或其他直接或间接的有害影响的增加。动物研究并无证据显示胎儿损伤发生率增加。

B2 类

此类药物只用于有限数量的妊娠妇女和育龄妇女，没有发现对人类胎儿有致畸率或其他直接或间接的有害影响的增加。动物研究不充分或缺少资料，但已有资料并无证据表明胎儿损伤的发生率增加。

B3 类

此类药物只用于有限数量的妊娠妇女和育龄妇女，没有发现对人类胎儿有致畸率或其他直接或间接的有害影响的增加。动物研究有证据表明胎儿损伤发生率有增加，但这一结果的意义在人类中还未确定。

C 类[1]

由于药物本身的药理作用，此类药物已导致或被怀疑可导致对人类胎儿或新生儿存在非致畸性有害效应，这些作用也许是可逆的。读者可进一步查阅相关文章。

D 类

此类药物已导致、怀疑导致或预计可能会导致人类胎儿畸形或不可逆损害事件增加。这些药物也可能会有药理上的不良反应。读者可进一步查阅相关文章。

X 类

此类药物会对胎儿造成永久性的损害，不能在妊娠期间或可能妊娠时应用。

哺乳期

母乳喂养有很大益处，因此建议仅仅在有确凿的证据证明母亲所服药物是对胎儿有害的，而且没有其他可替代的治疗手段时，母乳喂养才可中断或放弃。然而，除了在传染病和营养不良为婴儿死

> 除非婴儿因母体必要的药物而面临重大风险，否则应继续进行母乳喂养。

---

[1] 澳大利亚和瑞典风险类别 C 类别是一种药理作用类别，与美国食品和药品管理局（FDA）的分类不同（在动物研究中的任何类型的不良影响的基础上，C 类表示风险的可能性大于 B 类）。

亡主要原因的地区以及无法获得母乳喂养安全替代方案的地区外，感染 HIV 的女性应被劝阻母乳喂养，不为她们自己或其他人的婴儿提供乳汁作为营养品。

大多数药物仅会分泌极少量到母乳中，而且在大多数情况下婴儿最终接受的剂量是很低的，浓度大大低于婴儿的治疗剂量。因此在哺乳期几乎没有一种药物是完全禁忌的。多数情况下药物透过胎盘要比进入乳汁容易得多。

当需要在哺乳期间开具处方药时（特别是需要长期服用），可参考下面的内容指导治疗：

女性都偏爱哺乳：大多数女性都喜欢母乳喂养。作为一个母亲不能母乳喂养会有一种失败感，这可能诱发产后抑郁。

非药物治疗：如果可以进行非药物治疗并效果良好的话，那就可以让女性进行母乳喂养，或者说至少在整个婴儿期间坚持母乳喂养。

危害-利益分析：对于婴幼儿，也有明显增加免疫能力（如降低中耳炎发病率）和神经发育的优势（如年龄较大的儿童，可能增加 IQ）。对于女性，哺乳的生理上的好处包括促进子宫恢复、延迟排卵和降低患乳腺癌的风险。

教育、记录和沟通：有关女性及其配偶风险和收益的讨论应该妥善记录。其他参与产后管理的保健专业人员也应了解药物的改变。

神经科药物的应用

"女性抗癫痫治疗"（第 71 页）、"偏头痛与哺乳"（第 96 页）和"多发性硬化"（第 152 页）更详细地讨论了关于妊娠期间个体化应用神经系统药物或药物组的问题。附表 3-1

提供了对患有神经系统疾病的妇女在哺乳期进行个体化用药的安全建议。

附表 3-1　在妊娠期和哺乳期应用的神经系统药物

药物	TGA 妊娠类别[①]	与母乳喂养的兼容性[②]
阿普唑仑	C	兼容；唯一的单剂量。长期使用需注意观察婴儿的睡眠情况
阿替普酶	B1	避免，资料不足
金刚烷胺	B3	避免；可能抑制泌乳
阿米洛利	C	避免，资料不足
阿米替林	C	适合
阿扑吗啡	B3	避免，资料不足；可能抑制泌乳
阿司匹林	C	偶尔使用适合；如可能，避免长期治疗，尤其是在新生儿期
阿替洛尔	C[③]	适合
硫唑嘌呤	D	适合
巴氯芬	B3	适合；可能抑制泌乳
苄丝肼	B3	避免，资料不足
苯海索	B1	慎用，资料不足
苯托品	B2	慎用，资料不足
倍他司汀	B2	避免，资料不足
比哌立登	B2	慎用，资料不足
A 型肉毒毒素	B3	慎用，资料不足
溴隐亭（口服）	A	避免；抑制泌乳
卡麦角林	B1	避免；抑制泌乳
咖啡因	A	适合
辣椒碱（局部）	未分类	适合；避免在乳头/乳晕应用
卡马西平	D[④]	适合

药物	TGA 妊娠类别①	与母乳喂养的兼容性②
卡比多巴	B3	避免,资料不足
氯丙嗪	C	慎用,资料不足
克拉屈滨	D	避免,资料不足
氯巴占	C④	避免,资料不足
氯硝西泮	C	适合;长期使用需注意观察婴儿的睡眠情况
可乐定	B3	慎用,资料不足;可能抑制泌乳
氯吡格雷	B1	避免,资料不足
氯氮平	C	避免
环磷酰胺	D	避免
环孢素	C	适合;偶尔监测婴幼儿血液浓度
丹曲林	B2	避免,资料不足
达非那新	B3	避免,资料不足
去氨加压素	B2	适合
地塞米松	A	适合
地西泮	C	适合;长期使用需注意观察婴儿的睡眠情况
双氯芬酸	C	适合⑤
二氢麦角胺	C	避免
茶苯海明	A	慎用,资料不足;观察是否对婴儿有镇静作用
双嘧达莫	B1	慎用,资料不足
多潘立酮	B2	适合
度硫平	C	适合
氟哌利多	C	慎用,资料不足
度洛西汀	B3	慎用,资料不足

药物	TGA 妊娠类别^①	与母乳喂养的兼容性^②
依来曲坦	B1	适合
恩他卡朋	B3	避免,资料不足
麻黄碱	A	避免,资料不足;可能减少乳量
乙琥胺	D^④	适合
芬戈莫德	D	避免,资料不足
氟卡尼	B3	适合
氟氢可的松	A	慎用,资料不足
叶酸	A	适合
加巴喷丁	B1^④	适合
醋酸格拉默	B1	避免,资料不足
氟哌啶醇	C	慎用,资料不足
肝素,普通肝素	C	适合
氢氯噻嗪	C	适合;可能抑制泌乳
氢溴酸东莨菪碱	B2	慎用,资料不足;观察婴儿的不良影响
布洛芬	C	适合^⑤
丙米嗪	C	适合
免疫球蛋白,普通	未分类	适合
吲哚美辛	C	适合^⑤
干扰素-β 1a	D	慎用,资料不足^⑥
干扰素-β 1b	D	慎用,资料不足^⑥
氯胺酮	A	避免,资料不足
酮洛芬	C	适合^⑤
拉考沙胺	B3^④	避免,资料不足
拉莫三嗪	D^④	适合;监测婴幼儿血液浓度

药物	TGA 妊娠类别①	与母乳喂养的兼容性②
左乙拉西坦	B3④	适合
左旋多巴	B3	慎用；可能抑制泌乳
利多卡因	A	适合
锂剂	D	慎用；监测婴儿药物浓度
甲芬那酸	C	适合⑤
甲氨蝶呤	D	避免
甲泼尼龙	A	适合；慎用高剂量
美西麦角	C	避免，资料不足
甲氧氯普胺	A	适合
美托洛尔	C③	适合
咪达唑仑	C	适合单剂量
米多君	未分类 （见产品信息）	慎用，资料不足
米托蒽醌	D	避免
吗啡	C	在围生期使用常用的镇痛剂量兼容；谨慎使用高剂量的缓释制剂，资料不足
吗替麦考酚酯	D	避免，资料不足
萘普生	C	适合⑤
那拉曲坦	B3	慎用，资料不足
那他组单抗	C	慎用，资料不足⑥
尼莫地平	C	适合
硝西泮	C	适合；长期使用需注意观察婴儿的睡眠情况
去甲替林	C	适合
奥曲肽	C	慎用，资料不足
雌二醇	B1	避免；可能抑制泌乳

药物	TGA 妊娠类别①	与母乳喂养的兼容性②
奥卡西平	D④	慎用,资料不足
奥昔布宁	B1	慎用,资料不足
羟考酮	C	偶尔使用适合;观察是否对婴儿有镇静作用
对乙酰氨基酚	A	适合
培高利特	C	避免,资料不足;可能抑制泌乳
苯巴比妥	D④	避免,资料不足
苯妥英	D④	适合
吡拉西坦	未分类 (见产品信息)	避免,资料不足
苯噻啶	B1	避免,资料不足
普拉克索	B3	避免,资料不足;可能抑制泌乳
哌唑嗪	B2	避免,资料不足
泼尼松龙	A	适合
泼尼松	A	适合
普瑞巴林	B3④	慎用,资料不足
扑米酮	D④	适合
丙氯拉嗪	C	适合短期应用
异丙嗪	C	适合;监测婴儿的烦躁和睡眠障碍
丙胺太林	B2	慎用,资料不足;可能抑制泌乳
普萘洛尔	C③	适合
吡斯的明	C	适合
维生素 B6	未分类 (见产品信息)	适合
喹硫平	C	适合
雷沙吉兰	未分类	避免,资料不足

药物	TGA 妊娠类别①	与母乳喂养的兼容性②
利鲁唑	B3	避免,资料不足
利扎曲坦	B1	慎用,资料不足
罗匹尼罗	B3	避免,资料不足;可能抑制泌乳
罗替高汀	B3	避免,资料不足;可能抑制泌乳
司来吉兰	B2	避免,资料不足
丙戊酸钠	D④	适合
索利那新	B3	避免,资料不足
舒噻嗪	D④	避免,资料不足
舒马曲坦	B3	适合
丁苯那嗪	B2	慎用,资料不足
替可克肽	D	慎用,资料不足
噻加宾	B3④	避免,资料不足
托特罗定	B3	慎用,资料不足
托吡酯	B3④	避免,资料不足
曲马多	C	适合短期应用
氨苯蝶啶	C	慎用,资料不足
维拉帕米	C	适合
氨己烯酸	D④	慎用,资料不足
华法林	D	适合
佐米曲坦	B3	慎用,资料不足
唑尼沙胺	D④	避免

① TGA 妊娠分类的使用药物来自于 TGA 妊娠处方药物数据库（www.tga.gov.au/hp/medicines-pregnancy.htm）。

② 适合母乳喂养的定义：

● 适合——有足够的资料证明母乳喂养的婴儿处在一个可接受的相对低的剂量和（或）体内无较高的血浆药物浓度和（或）对母乳喂养的婴儿无不良影响。

● 慎用——没有足够的资料证明母乳喂养的婴儿处在一个相对低的剂量和（或）无较高的血浆药物浓度和（或）对母乳喂养的婴儿无不良影响。

● 避免，资料不足——没有资料显示药物会进入乳汁，或者在母乳喂养的婴儿的血浆药物浓度或不良反应方面无资料。

● 避免——在经母乳喂养的婴儿体内有相当高的血浆药物浓度，或者有母乳喂养婴儿的不良反应的报道，或从药物分子性质中可预测出现不良反应。

③ 在妊娠期使用 β 受体阻滞药治疗的妇女的妊娠结局早期报告中，特别是普萘洛尔，描述了关于胎儿生长受限相对高的发生率。这似乎是药物类别 C 类的基础。由于这些研究结果并非来自随机研究，而是对已知有与子宫内胎儿生长受限和死亡率增加相关的基础疾病的妇女的临床描述，所以无法确定所述的结果是由治疗还是由疾病本身引起的。随后的证据表明，阿替洛尔治疗妊娠期高血压孕妇也存在胎儿生长受限，但用另一种 β 受体阻滞药氧烯洛尔治疗的妇女，其胎儿的生长情况比用甲基多巴治疗的妇女的更好。这是由于这种药物固有的拟交感神经活性。没有其他的胎儿或新生儿问题被归因于妊娠期 β 受体阻滞药的治疗，因此，β 受体阻滞药被广泛地用于妊娠高血压。

④ 有关妊娠期使用抗癫痫药的更多信息，请参见"女性抗癫痫药治疗"（第 70 页）。

⑤ 如果哺乳患者必需使用非甾体抗炎药（NSAID），优选双氯芬酸和布洛芬。

⑥ 大分子量的蛋白/多肽是不太可能转至乳汁中。在没有具体信息的情况下，婴儿不大可能因其出现不良反应。

术语表

失神发作(以前也被称作癫痫小发作)	包括突发的短暂意识丧失,有时伴有自动症或阵挛动作,尤其是眼睑的阵挛动作
急性播散性脑脊髓炎(ADEM)	一种严重的亚急性起病的单向多灶性脱髓鞘疾病,往往能完全缓解,但亦能发生昏迷和死亡。儿童更频发,经常在病毒感染性疾病或接种疫苗后发生。对于成年人发生的其他更轻型的发作-缓解脱髓鞘事件,词条"ADEM"的应用并不那么严格。ADEM 与多发性硬化严重的首次发作可靠鉴别,但脑脊液中寡克隆蛋白不常见
静坐不能	休息时一种异常的不舒适的感觉,并且有到处活动的强烈欲望。确实开始活动时,患者会体验到某种程度的安慰
失张力发作	伴肌力突然丧失的一种全面性发作,可导致跌倒在地("跌倒发作")
先兆	偏头痛起始时持续 15～30min 的神经局灶症状。症状通常为视觉症状,包括闪光、闪电线、部分或全部视野缺损;其他症状包括偏瘫、构音障碍、眩晕、单侧无力。癫痫发作导致意识损害前所经历的短暂非运动症状,此时也提及
投掷症	大振幅、投掷样舞蹈动作;投掷症和舞蹈症为严重程度不同的一类运动障碍
运动迟缓	描述包括运动不能(运动缺失)、运动迟缓(运动缓慢)和运动减少(运动振幅减低)。症状包括面部表情减少、声音减弱、姿势缺失、写字变小、灵巧性丧失、在床上打滚或从矮凳上起身困难、小碎步的行走拖拽。床旁解释为重复运动(如脚趾或手指敲击)速度及幅度的进行性减退

舞蹈症	从某部分肢体游离到另一部分的随机的、无规律、无目的、无节律的、突然的、迅速的非稳定动作
复杂部分性发作	详见部分性癫痫
Devic病(视神经脊髓炎)	严重的脱髓鞘性疾病,尤其累及视神经及脊髓,大脑通常较少受累。既往对于其是否为多发性硬化的一种严重表现还是单独一种疾病存在争论,但目前认为其为单独的一种疾病。一种特殊抗体(NMO抗体)将其与多发性硬化相区别
共济失调	平衡破坏或平衡缺损
运动障碍(又见迟发性运动障碍)	不自然的运动。一系列的名词用于形容主要的过多的运动形式:舞蹈症、震颤、肌张力障碍、抽动或肌阵挛。有时用更狭义的词汇区别慢性帕金森病及舞蹈病或肌张力障碍,或形容特殊类型的运动过多,如迟发性运动障碍或腹部运动障碍
肌张力障碍	由于扭转运动或不正常姿势所致的持续性或阵发性肌肉收缩。运动开始时(运动性肌张力障碍)主动肌及拮抗肌同时收缩,之后出现远端肌肉运动(溢出性肌张力障碍),最终肌肉停止运动并导致不正常姿势。肌张力障碍可以是局灶性的,也可以是多灶性、部分性(影响大于一个连续性的部分)或全面性的
局灶性癫痫	详见部分性癫痫
全面性癫痫	癫痫样放电开始后快速形成网络并累及双侧。运动特点常累及双侧同时发作初时伴意识丧失
癫痫大发作	详见强直-阵挛发作
偏侧面肌痉挛	当侧面肌收缩,通常为快速的、重复且单一形式,有时长时间出现,并导致强直性痉挛,伴静止期,静止期通常于睡眠中出现
特发性癫痫	主要由于基因所致癫痫

McDonald 标准	该标准是国际专家组为多发性硬化的诊断而制定。该标准保持时间多发性及空间多发性的特点,但允许根据 MRI 来确定空间多发性,根据复查影像学来明确时间多发性特点,为早期诊断及治疗提供依据。同时考虑到其他指标,如脑脊液中寡克隆区带以支持诊断
肌阵挛发作	突发的肌肉收缩,又快速恢复,通常不伴意识丧失
肌阵挛	由于突发的肌肉短暂收缩(正性肌阵挛)或抑制(负肌肌阵挛)引起的肌肉抽搐
视神经脊髓炎	见 Devic 病
部分性癫痫	一侧大脑半球癫痫放电,临床表现取决于受累部位: • 简单部分性发作,不伴意识障碍 • 复杂部分性发作,伴有意识障碍,患者有反应迟钝或不能回忆整个发作过程
癫痫小发作	见失神发作
前兆晕厥	晕厥前的头晕、无力和视物模糊等感觉
进行性多灶性白质脑病	一种罕见但通常是致命性的中枢神经系统脱髓鞘疾病。常见于免疫系统严重受损的患者,由激活的多瘤 JC 病毒(JCV)感染。无症状的原发性 JCV 感染多发生在儿童期(约80%的成年人可发现相应的抗体)。对于大多数人,JCV 病毒潜伏在肾脏和淋巴器官中,但在免疫细胞受到抑制时(如艾滋病毒感染或应用某些药物)可能被重新激活,病毒可扩散到大脑,导少突胶质细胞裂解。白质脑病的诊断需依据 MRI 和(但必须与多发性硬化鉴别)脑脊液中检测到 JCV 病毒
简单部分性发作	见部分性癫痫
症状性全面性癫痫	由于结构性或代谢性脑功能障碍导致的全面性癫痫

迟发性运动障碍	长期使用多巴胺拮抗药(如抗精神病药)可造成医源性锥体外束障碍。临床特点为刻板样、半连续的、重复性、复杂的颌骨咀嚼运动以及咂嘴吐舌动作(类似捕捉苍蝇)
抽动	短暂的运动障碍(简单的运动性抽动,如眨眼、做鬼脸及耸肩),偶尔也表现为更持久的运动障碍(张力异常性抽动,如扭颈、收腹)或发音异常(发音性抽动,由于空气通过喉部或鼻部时发生异常运动导致),此时活动是正常的。这些运动有时更为复杂、协调性更强(复杂运动性抽动,比如触摸、轻敲或者跳跃)。抽动常以内心意愿为先导,通常伴有呼应的话语和动作(模仿语言、模仿动作),或淫秽及不愉悦的言语(秽语症)。病情在长时间内具有波动性,通常在压力下加重
强直发作	全身性发作,变现为突发的肌肉僵直,意识障碍,摔倒
强直-阵挛发作(之前称为癫痫大发作)	双侧痉挛性发作,表现为意识丧失,全身强直(肌肉强直)伴阵挛性抽搐(肌肉痉挛)。发可能起自于部分性(局灶性)或全面性癫痫
扭转眼震	眼球震颤表现为眼球围绕其前后轴做旋转运动,有时称为旋转眼球震颤
震颤	无意识的颤抖或抖动 常见种类: • 意向性震颤——在随意运动的过程中,身体的一部分出现节奏性的振动;根据震颤是发生于特定姿势时还是处于某种运动状态,将意向性震颤进一步分为姿势性震颤和动作性震颤 • 静止性震颤——震颤发生于肢体或身体其他部分均处于放松状态
前庭代偿	单侧周围性前庭功能受损后的一种复杂的恢复过程。这个过程包括脑干处神经的适应和神经化学物质的改变,与其他皮质适应策略相同,可以恢复双侧前庭神经元活动频率

前庭康复治疗	一种特定的物理治疗,通过训练来提高眼睛与头部的协调性,凝视的稳定性和平衡功能

索　引

治疗指南：神经病分册

内 容 提 要

《治疗指南》丛书由澳大利亚治疗指南有限公司组织编写，国内相关领域的学者、专家翻译。本丛书在国际治疗指南领域中影响较大，主要提供了相关疾病诊断的定位指导，并阐述了简洁、切实可行的治疗方案，是一套简明实用的临床治疗指南。《治疗指南》中译本共 14 册，各分册内容在诊断、治疗方面各有呼应，可作临床医师工作中的必备参考读物。

《神经性分册》（原著第 4 版）共 11 章，包括神经科常用药物简介，常见神经系统疾病（如癫痫、面部疼痛、头痛、运动障碍疾病、多发性硬化、神经肌肉疾病、神经性疼痛、卒中及短暂性脑缺血发作、前庭功能紊乱）的诊断、治疗等内容。本书内容丰富翔实，突出了新颖性和实用性，是神经科医师的理想参考书，也可供临床医师、全科医师、社区医师、实习进修医师等参阅。